EAU SULFUREUSE

D'ALLEVARD

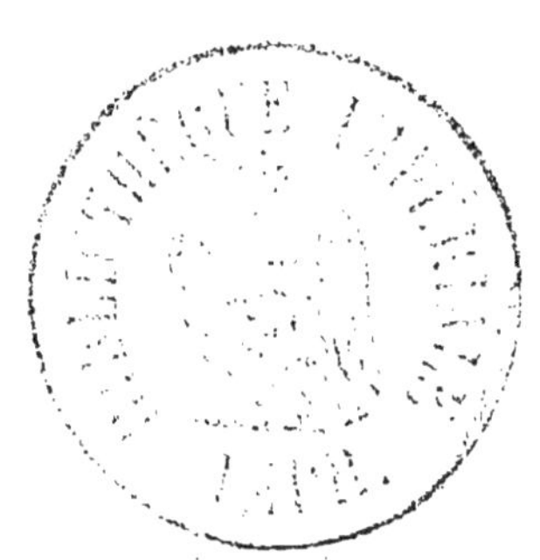

Paris. — Imprimerie de E. Martinet, rue Mignon, 2.

EAU SULFUREUSE
D'ALLEVARD

SON EMPLOI DANS LES MALADIES

DE L'APPAREIL RESPIRATOIRE, DE LA PEAU, ETC.

STATIONS HIVERNALES

INFLUENCES MARITIMES, CLIMATS

PAR

LE Dr J. LAURE (D'HYÈRES)

Médecin en chef de la marine en retraite, Officier de la Légion d'honneur,
Médecin consultant aux eaux d'Allevard.

TROISIÈME ÉDITION

PARIS

VICTOR MASSON ET FILS

PLACE DE L'ÉCOLE-DE-MÉDECINE

1868

INTRODUCTION

Deux malades échangeaient leurs impressions dans ma salle d'attente: l'une, qui éprouvait le bénéfice de la cure, est forcée d'y renoncer parce que son médecin trouve l'eau d'Allevard beaucoup trop énergique ; « le mien, dit la seconde, me certifie qu'elle est fort anodine ».

La source était condamnée pour sa faiblesse et pour sa force.

Tel est le jugement que l'on porte sur les eaux et les climats ; ils ont acquis une importance légitime, mais ils deviennent si nombreux que les maîtres eux-mêmes hésitent dans leur choix ; on connaît bien les eaux qu'on a pu visiter, les autres sont classées par leur ancienneté, par le renom du médecin qui les dirige ou fait valoir ; c'est souvent une question de camaraderie, et l'habitude a consacré des errements qui ont force de loi.

L'intérêt du malade exigerait quelque chose de plus, mais les confrères ne peuvent pas s'orienter au milieu de monographies qui se ressemblent parce que les eaux de même genre ont des analogies, et qu'on s'efforce d'attribuer à chaque source les vertus collectives des eaux.

D'autre part, l'immobilité caractérise de bons esprits

qui n'aiment pas les nouveautés; avoir fait une chose est un motif de la faire toujours, il semble que la science doit finir aux travaux contemporains. Cela rappelle un célèbre praticien qui mourut en 1856; le catalogue de ses livres s'arrêtait à 1812.

Enfin, par un fâcheux abus de mots, on appelle souvent fortes ou grandes, les eaux chaudes, et celles qui sont fréquentées par le monde élégant; on croit généralement que l'eau Bonne est plus sulfurée que celle d'Allevard, et sur cette présomption, les malades sont envoyés aux Alpes ou aux Pyrénées. La préférence est basée quelquefois sur un sulfure dont la présence est contestée.

L'analyse classique établit que Challes excepté, la source d'Allevard est la plus riche en acide sulfhydrique; cependant les médecins qui font autorité la conseillent parce que *le soufre y est dans une proportion qui la rend supportable, ou bien parce qu'elle suffit quand le mal ne réclame pas un traitement sérieux;* le contraire serait plus exact.

Il faut donc que la pratique éclairée par l'observation détermine impartialement la nature des eaux, les effets et les applications qui leur sont propres : ce programme est ardu, mais celui qui ferait cesser la confusion rendrait un service éminent. Avons-nous quelques données justes? Interrogé sur les maladies tributaires de Luchon, Fontan éliminait les pulmonies chroniques : il y a dans cette restriction un bon enseignement et un exemple. Quelle réserve devons-nous garder à propos des localités qui diffèrent plus ou moins de Luchon? Si l'on demande pourquoi l'eau Bonne qui, depuis si longtemps, fait ses preuves, a paru quelquefois un remède incertain, et pourquoi des malades en souffrent, n'accusons point la source, mais la routine qui en fait un remède banal, sans égard pour la nature ou le degré de l'affection, pour les forces du sujet, le climat, la hauteur, l'éloignement; toutes choses qui réclameraient la plus grande attention.

Le malade accepte volontiers les stations des Pyrénées; il est permis de déférer aux convenances, mais il n'est pas indifférent de prescrire un long voyage, et le plaisir donne peu de soulagement.

Tandis que la chaleur est nécessaire au traitement, on ne craint pas d'administrer l'eau sulfureuse pendant l'hiver; c'est pour cela qu'elle occasionne la toux et l'hémoptysie.

Si des malades gravissent les hauteurs ou s'élèvent en ballon, pour chacun d'eux il arrive un moment où l'hémoptysie est causée par l'abaissement de la pression, et les phthisiques sont les premiers atteints. Dans toutes les ascensions du mont Blanc et en particulier dans celles de Pitscher, les voyageurs ont accusé un grand malaise, l'oppression, la sueur, la soif, la fréquence du pouls et l'imminence des hémorrhagies : eh bien! pour un phthisique la plus faible élévation peut être le mont Blanc, car la respiration est d'autant plus laborieuse que le champ de l'hématose est amoindri; tout le monde le sait, mais on l'oublie dans la pratique et l'hygiène pulmonaire est négligée

Le *poitrinaire* a besoin de respirer le moins possible, par conséquent dans un air tiède et pur, au maximum de la pression qui se trouve au niveau des mers, et quelquefois on lui conseille l'atmosphère des hauteurs, qui précipite les mouvements de la respiration. L'hématose est pénible à mesure qu'on s'élève ; à la longue il en résulte une faiblesse générale, de l'anémie, de l'apathie et des troubles nerveux ; peu à peu l'équilibre se fait, mais ce travail est dangereux pour le malade qui se fatigue et s'essouffle aisément, c'est en plaine qu'il trouve le repos.

M. Coindet a vu que les soldats ne respirent pas plus vite à 2000 mètres qu'au niveau de la mer, pas moins à Vera-Cruz qu'à Mexico ; c'est vrai quand l'équilibre a lieu, mais la respiration devient plus large aussitôt qu'elle est ralentie ; le principe ne varie point : dans un milieu moins dense, elle aura plus d'ampleur ou plus de mouvements.

Les sources de Baréges sont proscrites dans la phthisie parce qu'elles sont à 1300 mètres, il n'y a qu'un avis sur ce point ; mais on ne parle plus de l'altitude pour les stations situées à 800 et 1000 mètres !

On peut tout concilier en demandant à chaque source les effets qu'elle produit plus sûrement ; à Luchon et à *Baréges*, envoyez les maladies rebelles de la peau, l'arthrite, la carie, les affections que le froid n'augmente pas et qui réclament le traitement thermal ; à Bonnes et Cauterets, les bronchites sans fièvre, le catarrhe, la bronchorrhée, les sujets lymphatiques, strumeux, dont la respiration est encore libre ; aux stations moins élevées réservons les malades qui ne supportent plus l'ascension ni l'air raréfié.

Laissez aux Pyrénées les sujets à fibre molle, voués, dès leur enfance, aux sécrétions muqueuses, à l'ophthalmie, à l'otorrhée ; éloignez-en les personnes irritables disposées aux congestions, qui ont eu des épistaxis et plus tard des hémoptysies, des affections du cœur ou des poumons. Dans ces cas, l'eau d'Allevard nous semble préférable, elle est froide, carbonique et très-riche en hydrogène sulfuré, par conséquent plus propre aux inhalations froides. La médication y sera plus longtemps et mieux supportée que dans les thermes élevés. On a dit avec raison qu'il fallait demander le gaz aux sources froides, et la vapeur aux eaux thermales ; les froides causant peu d'irritation, conviennent mieux aux sujets faibles.

J'apporte mon tribut dans ces études consacrées à l'histoire médicale d'Allevard ; le défaut des monographies est dans leur nombre, leurs prétentions, leurs exclusions, celle-ci n'a pas plus de titres à la faveur ; cependant on y verra la pensée de régler l'emploi d'une eau qui mérite d'être connue ; d'ailleurs la critique des confrères s'est montrée d'une bienveillance qui oblige et encourage.

L'EAU D'ALLEVARD

ET LES

STATIONS D'HIVER

CHAPITRE PREMIER

GÉNÉRALITÉS.

Eau d'Allevard; historique; propriétés.— Allevard est au fond d'une vallée qui fait partie du Grésivaudan, à 10 lieues de Grenoble, à la proximité de Paris, Lyon, Marseille, Saint-Étienne, Genève et la vallée du Rhône, à 475 mètres au-dessus de la mer (1).

Le pays d'Allevard est célèbre par les récits des voyageurs et des naturalistes; on connaît bien sa flore et ses montagnes, son usine, ses aciers dont la marine est tributaire; mais c'est tout ce que les médecins en savaient, il y a peu d'années, car l'analyse de son eau se faisait en 1837 pour la première fois, et l'outillage était une cuve en bois, dans le vieux bâtiment qui abrite le puits.

Jusqu'en 1790 on ne voyait sur les rives du Breda

(1) Saint-Étienne est à 550 mètres, Grenoble à 213, Lyon à 162.

qu'un dépôt sulfureux ; à cette époque, un tremblement de terre fit jaillir les infiltrations qui provoquèrent des recherches et bientôt la découverte de la source. On dit qu'elle fut vendue 19 francs, et plus tard, 10 000 ; le dernier prix a été de 600 000 francs ; ce n'est pas la moitié de sa valeur.

La source fut d'abord visitée par les gens du canton, qui l'employaient en lotions et en bains, sous le nom des Eaux noires ; la tradition garde le souvenir des cures obtenues par ces moyens grossiers, révélant une action puissante.

Allevard, fréquenté par les rhumatisants, les dartreux, les blessés, devint bientôt le pis aller de Bonnes ; les malades s'y rendaient quand la fatigue et l'oppression ne leur permettaient plus un voyage incertain. Rien n'était fait pour attirer, l'antique bourg faisait peu valoir ses titres de noblesse : il ne doit rien au patronage, au prestige des noms, ni à la mise en train ; tout son matériel, riche aujourd'hui, était naguère fort modeste; mais la source est peut-être la mieux dotée de toutes celles que la science et le temps ont consacrées aux maladies chroniques des poumons ; elle n'a pas d'autre réclame, et sa réputation est faite par les malades en dehors des éléments qui préparent le succès.

La vallée de Grenoble n'envie rien aux sites les plus vantés. Allevard est dans un cadre suisse, et la beauté du ciel, revendiquée par tous les prospectus, est ici comme partout relative à la hauteur qui décide le climat ; le temps y est plus doux et plus égal que dans toutes les stations plus élevées; en sortant du village, on a toujours en perspective un horizon de sommets verts, des promenades variées où l'art ne peut rien ajouter, si nombreuses qu'une saison ne laisse pas le temps de les parcourir toutes.

La plupart des applications et des méthodes adoptées dans les thermes sulfureux sont employées ici : c'est à Aix qu'on a pris les manœuvres perfectionnées de la douche et du massage ; au Mont-Dore l'inhalation chaude, à la Suisse les bains de petit-lait, aux Allemands la boue minérale et l'exercice après la boisson; mais ce qui appartient à Allevard, c'est l'aspiration froide, que nulle source ne peut donner aussi parfaite. Ce complément, qui a marqué l'inspection de M. Niepce, a le mérite sans égal de porter l'agent naturel sur l'organe affecté.

Allevard peut être le rendez-vous des malades qui veulent guérir et des hommes occupés qui recherchent le repos, la distraction et l'air des montagnes. Des constructions qui ne répondaient plus aux progrès de l'hydrologie, on a fait un établissement commode et propre où le service ne laisse rien à désirer. De beaux hôtels sont ouverts dans le jardin, les cabinets de bains sont plus nombreux, et les trois salles d'aspiration ne suffisent déjà plus ; elles sont grandes, bien ventilées, et la pièce d'attente est une belle galerie vitrée. On a construit sept cabinets de douches plus grands que les anciens et précédés par des vestiaires; les appareils à injection et les étuves sont mis à neuf ; une buvette au-dessus du puits offre aux baigneurs l'eau de la source avec ses gaz; un tuyau particulier alimente directement les salles d'inhalation et la buvette de la galerie.

Il est question d'emplir les baignoires par le fond pour supprimer autant que possible le mélange et l'action de l'air. L'embouteillage, qui se fait avec beaucoup de soin, est basé sur le même principe : un tube de caoutchouc, coiffant le bout du robinet, plonge au fond de la bouteille, la remplit sans contact de l'air, et recueille tous les gaz. Avec cette précaution l'eau voyage, se conserve indéfiniment, et jusqu'au dernier verre est saturée.

On ne s'arrête point dans la voie du progrès, on veut tout faire pour donner à l'établissement l'importance qu'il comporte : un chemin bien entretenu conduira vers la source, et les malades qui redouteraient le voisinage du torrent se reposent dans un salon.

Il serait facile d'amener la source entière à l'établissement, ce moyen assurerait l'ouverture permanente de la buvette qui doit être fermée plusieurs heures chaque jour ; mais il ferait surgir d'autres difficultés.

Quand on voit tant de malades soulagés, on a l'idée d'une subvention qui ferait participer les malheureux à ce bienfait avec un hôpital et des sœurs de charité. La Société des eaux fait des avances, elle reçoit les pauvres sans caution, et veut réduire le tarif ; mais on ne peut lui imposer immédiatement toutes les charges des projets, il serait plus facile de les réaliser au moyen d'un secours du département, de la ville ou de l'État, d'une faible cotisation des baigneurs qui voudraient bien s'associer à l'œuvre des malades. Heureux celui qui ne manque de rien pour se guérir !

L'eau d'Allevard jaillissant du calcaire noir qui constitue la couche extérieure du terrain, se jette dans un puits creusé sur la rive gauche du Breda ; une pompe à quatre corps, mise en jeu par le torrent, la fait monter au réservoir de la montagne ; de ce point elle va se débiter aux robinets de la galerie, à la chaudière qui la chauffe au bain-marie, à celle qui fournit la vapeur aux différents services.

La chaleur communiquée à l'appareil ne dépassant jamais 75 degrés, on ne peut craindre aucune altération, mais si la déperdition de l'acide sulfhydrique était possible, elle serait inaperçue ; l'eau d'Allevard est tellement saturée qu'en mainte circonstance on modère son activité par le mélange de l'eau douce (Rigollot).

Quand le niveau du puits est assez bas, on voit tomber le jet de la paroi qui touche la montagne, il traverse des terrains qui ne contiennent pas d'élément sulfureux, par conséquent il vient des couches profondes : c'est l'opinion de M. François. On voit encore dans le lit du torrent plusieurs infiltrations qu'il serait possible de réunir sans nul danger pour la veine principale ; il existe une source identique à la Ferrière, qui est bien au-dessus d'Allevard, et dans les environs quelques autres dérivant de la même nappe ; il est probable que des travaux bien dirigés comme ceux de M. François, amèneraient à la surface un plus grand volume d'eau, que la pompe conduirait immédiatement sans aucune déperdition.

L'eau d'Allevard est d'un blanc laiteux qu'elle doit au petillement de l'acide carbonique et de l'azote ; opaline et limpide au repos, elle se trouble à l'air en proportion de la surface et de l'agitation, puis reprend sa clarté, forme un dépôt de sulfure et de carbonate, en se couvrant de pellicules irisées. Incolore après l'ébullition, elle jaunit mais pas toujours, quand l'état sidéral favorise les réactions.

Vue en masse, elle paraît un peu verdâtre et subit, comme la Reine de Luchon, le blanchiment que produit la décomposition de l'hydrogène sulfuré ; il s'opère plusieurs fois avec augmentation de l'odeur hépatique et de la température. Cette dernière propriété, qui n'a point fixé l'attention, est peut-être un indice de la sulfuration et semble résulter d'une lente conversion par les matières organiques des sulfates en sulfure. Le blanchiment a lieu plus souvent le matin, quand il fait beau ; la source donne alors par moment une eau laiteuse, épaisse, très-mousseuse, plus agréable et plus facile à digérer. La teinte brune annonce le mauvais temps comme le baromètre, au point que le liquide restant au fond des ustensiles devient noir.

Nonobstant les acides qu'elle contient, l'eau d'Allevard est alcaline, avec plus d'odeur et moins de goût que que celle d'Enghien ; elle est fraîche, hépatique, un peu amère, astringente et salée, on la prendrait aux repas sans dégoût ; en gargarisme et en douche gutturale, elle donne la sensation d'un bouillon fade, et peut-être à la longue une faible irritation.

La température de l'eau, toujours plus élevée que celle du Breda, est en été de 16 degrés quand la source atteint son niveau, de 14 degrés quand on l'épuise; elle a donc une thermalité propre; on la chauffe à 99 degrés sans la décomposer, et l'acide sulfhydrique ne disparaît qu'après deux heures d'ébullition.

Je tiens de M. Rocour que la source débite environ 14 000 hectolitres par jour. Le docteur Rotureau porte 18 litres par seconde, et le double quand le jeu de la pompe est activé; mais alors on vide le puits, tandis que la dépense ordinaire le maintient à un mètre pendant toute la saison. Un réservoir de 20 000 hectolitres forme une avance, un capital qui suffirait à tous les besoins; il ne sert qu'en cas d'accidents aux pompes.

L'eau d'Allevard est hydrosulfurée, carbonique, non excitante, parce qu'elle ne contient pas de silice, qui, suivant M. Filhol, est une cause d'irritation; elle est froide et dégage lentement son acide sulfhydrique, c'est pourquoi elle se garde très-longtemps et voyage sans être altérée comme les ont les eaux thermales, qui forcément changent d'état quand elles ont perdu la chaleur initiale, et cette fixité lui donne un avantage incontestable. « Entre deux sources de même nature, c'est la froide qu'il faut préférer » (O. Henry.)

L'eau d'Allevard noircit l'argent, elle couvre le mercure d'un sulfure pulvérulent, et tous les sels de plomb lui font perdre le goût et l'odeur hépatiques, en formant un sulfure brun. Les tuyaux de ce métal noircissent promptement, tandis que ceux de zinc ne prennent qu'à la longue une couche blanchâtre.

L'eau d'Allévard est peu piquante, l'acide carbonique

n'y est pas en grande quantité; cependant sa présenc est marquée par l'eau de chaux, et celle des carbonate par l'effervescence que produisent les acides minéraux. Stimulant fugace et contre-stimulant, l'acide carboniqu semble le correctif des eaux que l'on prend en boisson, et comme leur esprit vital, dit le docteur Herpin; nou avons constaté les effets sédatifs de l'eau gazeuse contr la toux, l'angine, l'aphonie et la douleur des bronches. L'acide carbonique fait tolérer l'eau sulfureuse, et l'azote, qui joue le rôle de diviseur ou de support comme dan. l'air, peut expliquer l'innocuité de l'acide sulfhydrique.

Les procédés chimiques n'isolent point le fer qui, sui vant Dupasquier, serait un carbonate; mais on voit au microscope des flocons de peroxyde recouverts de glairine, et la boue minérale est colorée par un sulfure que l'oxydation fait passer au sulfate.

La glairine d'Allevard n'est pas coagulée comme dans les eaux chaudes, à Luchon par exemple, et ne forme jamais ces masses foliacées que nous voyons dans les regards de Cauterets, elle reste en dissolution dans toutes les eaux froides. On rencontre çà et là des filaments soyeux dans la couche blanchâtre et gélatiniforme qui se dépose sous les robinets; il y a sur le bord du torrent qui reçoit le trop plein de la source, une matière confervoïde signalée par Dupasquier.

Ainsi que dans les eaux fortement minéralisées, l'acide sulfurique est produit par la décomposition de l'hydrogène sulfuré; c'est pourquoi, dans la galerie, le calcaire est incrusté de sulfate en cristaux, et sur les toiles d'araignée, l'acide sulfureux se dépose en gouttelettes, que M. Bonjean put concentrer à la densité voulue pour le commerce.

La teinture d'iode (alcool, 1 décilitre; iode sec, 1 gr.) en tombant goutte à goutte sur l'eau sulfureuse amidonnée, forme un nuage bleu que dissipe l'agitation; l'iode a précipité le soufre en s'emparant de l'hydrogène; aussitôt que la saturation est complète, il bleuit l'amidon et la couleur persiste. L'opération exige pour un litre d'eau 28 centigrammes de teinture, soit 28 degrés au sulfhydromètre, ce qui donne 24,75 centimètres cubes d'acide sulfhydrique, et en soufre, 0,036.

En 1857.			centimètres cubes.
La bouteille remplie pour l'exportation marquait	28°	=	24,75
La même, après un an (1)...............	28°	=	24,75
Au robinet froid de la buvette...........	24°	=	21
Au robinet chaud........................	19°	=	17
Au bain froid..........................	23°	=	20
L'eau d'Uriage........................	3°	=	2,65
L'eau de soufre (Aix)..................	3,2	=	2,82
L'eau d'alun (Aix).....................	0,8	=	0,94
L'eau de Challes......................	180	=	153,94

L'eau d'Allevard contient à peu près huit fois plus d'hydrogène sulfuré que celle d'Aix et d'Uriage, ce qui ne préjuge rien pour l'importance relative des trois sources dont les attributions nous paraissent distinctes:

(1) Dans une bouteille bouchée depuis un an, MM. Perouse et Baron trouvent 30 degrés sulfhydrométriques = 26,229 centimètres cubes; ils attribuent cet accroissement d'hydrogène sulfuré à la décomposition du sulfate en sulfure par la matière organique, le sulfate s'élevant à un gramme par litre.

la rivière thermale d'Aix réussit merveilleusement pour la douche et l'étuve; en raison même de la chaleur, elle est moins faite pour le bain et pas du tout pour l'aspiration froide. L'eau d'Uriage se prête bien au traitement purgatif de l'herpétisme cutané : Allevard s'applique spécialement aux maladies chroniques des poumons, où la chaleur est plutôt un inconvénient qu'un bénéfice. Il n'y a pas assez d'eau pour doucher largement et avec les avantages qu'on trouve à Aix. D'ailleurs, les malades pour lesquels l'aspiration est indiquée réclament peu de douches et de bains.

L'eau d'Allevard est-elle iodée? Dans un renvoi de prospectus il est dit que, suivant M. Chatin, elle serait la plus riche en iode après celles de Challes et d'Heilbroon, et la dernière analyse en ajoute un milligramme à celle de Dupasquier.

Quand l'eau est épuisée d'acide sulfhydrique, l'amidont bleuit par l'iode; mais, dans l'état ordinaire, il ne peut pas le mettre en évidence. J'ai laissé plusieurs jours des papiers amidonnés dans l'eau froide, dans les salles d'inhalation, les étuves, les bains, sans obtenir la plus faible teinte. Après avoir essayé tous les moyens connus pour découvrir l'iode et le brome, Dupasquier s'exprime ainsi : « Nous n'avons négligé aucun de ces moyens, et » tous les résultats ont été négatifs. En employant tous » les réactifs, y compris la pile de Volta, en opérant sur » le résidu de 50 litres d'eau privée des sels cristal- » lisables, dans aucun essai nous n'avons obtenu, ni » nuance bleue par l'amidon, ni nuance jaune indiquant

» le brome. M. Savoye est arrivé au même résultat ; » l'iode ni le brome ne doivent compter au nombre des » éléments qui minéralisent l'eau d'Allevard. »

En opérant sur le résidu fourni par l'évaporation de 25 litres, M. O. Henry a constaté la présence du brome et de l'iode. Voici son dernier travail :

Gaz acide sulfhydrique	0,052
— carbonique	0,022
Carbonate de magnésie	0,018
— de chaux	0,034
Sulfate de chaux	0,057
— de soude	0,021
— d'alumine	0,065
Chlorure de sodium	0,334
— de magnésium	0,068
Silice et fer	traces
Azote	traces
Iode	0,006
Principes fixes	0,668

Un engouement subit a présenté l'iode comme un principe nécessaire à la vie des animaux ; en tous lieux, on a cherché le précieux métalloïde, même dans l'air et l'eau potable, et la chimie en a trouvé partout. La science n'ayant pas confirmé ces présomptions, il est possible qu'on en découvre moins dans les sources nouvelles. Si celle d'Allevard en contient, et je le crois, il est permis de n'en pas tenir compte. Abandonnons aux sources iodées les maladies qui les réclament ; il est douteux que l'eau sulfurée gagne beaucoup à l'addition d'un atome d'iode, au moins quand on l'applique aux affections de la poitrine. La vapeur de l'iode a-t-elle un autre effet, dit M. Deleau, que d'irriter les voies aériennes?

L'iode, que nous repoussons du traitement de la phthisie parce qu'il est altérant comme le mercure, et bien plus irritant que le fer, impressionne les capillaires, les glandes et les reins; il s'adresse aux lymphatiques lorsqu'on veut activer les sécrétions; à cet égard, il faut encore distinguer les constitutions du Nord et celles du Midi, le Hollandais, par exemple, et l'Espagnol, dont la thérapeutique est différente.

L'iode réussit dans les épanchements, les kystes, les tumeurs non squirrheuses; injecté dans les cavités closes, il irrite leurs parois et provoque l'absorption; cette vertu n'est point en cause; mais, pour l'usage intérieur, on s'attache à prévenir l'effet local au moyen des combinaisons. Sous cette forme, il est à peine toléré par les voies digestives; il amène l'intoxication et l'amaigrissement que présentent les animaux destinés à fournir le lait médicinal. Des maladies chroniques peuvent être combattues par la médication iodurée; on peut guérir avec l'iode et malgré lui, on s'habitue bien aux poisons! Mais avons-nous dans la phthisie un exemple de guérison par l'iode impossible aux autres moyens? Les malades soulagés le seraient plus sûrement par l'hygiène et le repos. Je comprends l'action fondante de l'iode en molécules agrégés dans le lait ou les aliments; il n'en est plus ainsi quand il est au contact des membranes enflammées, comme la muqueuse pulmonaire. Outre la sensibilité générale et commune, elle a celle d'un sens pour son excitant propre, et repousse l'air qui contient la plus faible proportion de vapeurs irritantes; aussi les médecins qui conseillent l'iode suspendent le traitement quand il provoque l'hémoptysie. La teinture en friction détermine sur le thorax une bonne révulsion, mais il faut souvent y renoncer à cause de la toux. L'usage de l'iode est contraire à cette règle que l'organe malade exige la douceur de l'excitant et le repos de la fonction.

Lorsque tous les médecins prescrivent au phthisique l'air pur et doux, vous lui donnez une atmosphère impropre à la respiration! Pour celui qui subit un pareil traitement, le climat perd son importance; il peut partout se ménager le milieu artificiel aussi bien que dans le Midi.

Dans la phthisie, la muqueuse est sous le coup d'incessantes phlegmasies; cependant, pour la combattre on choisit une substance propre à développer les maladies des bronches! L'irritation produite par l'iode est sans nul bénéfice, il n'est pas même substitutif, cathérétique, au même titre que l'azotate, qui limite son action à la partie touchée, mais bien un irritant diffusible et permanent, un caustique à la façon des acides nitreux et sulfureux, il brûle aussi longtemps qu'il est en contact de l'organe jusqu'à son élimination.

Les vapeurs de l'iode avec l'eau chaude ou chargée de substances émollientes, ne sont pas supportées dans les régions moyennes, encore moins sous l'équateur; j'ai varié ces applications de toute sorte, en hiver, dans la belle saison, en ville et dans les hôpitaux, en France, dans les colonies; je ne les ai jamais tentées sans inconvénient. L'iode excite la toux, l'hémoptysie, la fièvre, il précipite le travail de la tuberculose.

Des médecins trop pressés de conclure en faveur d'un agent qui ne met pas toujours obstacle à la guérison, avaient pris une confiance qui faisait oublier la véritable médication. La phthisie n'a pas de spécifique, mais s'il existe un traitement rationnel, il existe dans l'air, dans les moyens hygiéniques, les substances animalisées capables de nourrir et de régénérer. Quand on veut réparer le désordre causé par un vice général, il ne faut pas compter sur un corps inassimilable et vénéneux qui ne peut rien donner à la force plastique, à l'hématose, à la nutrition; la question capitale est de mettre l'organisme en état de faire du sang.

L'inhalation d'iode est annoncée dans les journaux comme un bienfait pour le genre humain: c'est la pire des recommandations; le prétendu spécifique, rendu fameux par le roman, devait rester dans le domaine des fictions.

L'opinion des médecins est faite sur ce point; il en est qui prétendent cicatriser la muqueuse avec l'iode, et lui rendre la vitalité nécessaire à la résolution; on doit prendre au sérieux les convictions et les faits garantis; ce n'est pas seulement pour l'iode que nous trouvons ces divergences, et la thérapeutique est quelquefois si pauvre, qu'il n'est permis de condamner aucune médication; mais il faut redoubler de vigilance quand le mal est à côté du bien. A cet égard, les ménagements sont une prime aux charlatans, et un danger pour les malades trop souvent abusés par des affirmations que la science ne peut donner.

Analyse des principales eaux sulfurées.

	ALLEVARD. Dupasquier.	BONNES. O. Henry.	LUCHON. LA REINE. Filhol.	BIGORRE. LABASSERRE. Poggiale.	SAINT-SAUVEUR. Longchamp.	BARÈGES. LE TAMBOUR. Longchamp.	CAUTERETS. RAILLÈRE. Longchamp.	AMÉLIE. ESCALDADOU. Anglade.	MARLIOZ. Bonjean.	ENGHIEN. de Puisaye.
Hauteur	475	800	620	780	728	1400	1000	270	400	48
Température	16°	31	35	12	26	48	38	64	14	13
Principes fixes	2gr,24	0,500	0,251	0,496	0,193	0,208	0,009	0,303	0,429	0,76
Sulfure de sodium	....	traces	0,05	0,04	0,025	0,042	0,019	0,039	0,067	....
Sulfate de soude	0,535	....	0,031	traces	0,038	0,050	0,044	0,042	0,028	....
— de chaux	0,298	0,018	0,032	traces	....	....	....	0,007	0,002	0,176
— de magnésie	0,523	0,012	....	....	....	....	....	....	0,018	....
— de potasse	....	....	0,009	traces	....	....	....	....	....	....
— d'alumine	trace	....	....	....	....	....	....	....	....	0,021
Carbonate de chaux	0,305	0,014	....	....	....	....	....	traces	....	0,297
— de magnésie	0,062	....	....	....	....	....	....	traces	0,012	0,087
— de potasse	....	....	....	....	....	....	....	0,002	....	0,167
— de soude	....	....	....	0,023	....	....	....	....	0,040	0,067
— de fer	traces	....	....	....	....	....	....	....	0,013	....
— de manganèse	....	....	....	....	....	....	....	....	0,001	....
Silicate de chaux	....	....	0,010	0,047	....	....	....	....	....	....
— de manganèse	....	....	0,004	0,008	....	....	....	....	....	....
— d'alumine	....	....	0,025	traces	....	....	....	....	....	....
Chlorure de sodium	0,503	0,342	0,063	0,212	0,073	0,048	0,348	0,041	0,018	0,043
— de magnésium	0,061	0,004	....	....	....	....	....	....	0,014	....
— de potassium	....	....	....	0,001	....	....	....	....	indéterm.	....
Silice et fer	....	0,010	0,020	....	0,050	....	0,016	0,090	....	....
Acide silicique	0,005	....	....	....	....	0,067	....	....	0,006	0,050
Fer et manganèse	....	....	0,005	traces	....	....	....	....	....	....
Soude caustique	....	....	....	....	traces	traces	....	....	....	....
Chaux et magnésie	....	....	....	....	traces	traces	....	....	....	....
Acide sulfhydrique cc.	24,75	3,0	8,0	16	....	10,0	16	....	6,70	0,046
— carbonique	97	0,006	....	....	....	traces	....	....	4,64	0,181
Azote	41	traces	....	....	....	traces	....	....	9,77	0,014
Glairine	indéterm.	traces	indéterm.	0,163	....	traces	....	0,010	indéterm.	....

Telles sont les analyses qui ont cours; je les compare, sans donner une grande importance à la dose des éléments, parce qu'elle n'est pas l'expression de l'efficacité. Le principe dynamique échappe à la chimie; on voit que la plupart des eaux les plus connues sont remarquables par leur température, et ne peuvent convenir aux personnes affaiblies; que celle d'Allevard, riche en principes fixes, contient une plus grande proportion d'acide carbonique et d'hydrogène sulfuré; sans être purgative, elle a plus de chlorures et de carbonates, elle est moins irritante que les sources minéralisées par le sulfure de sodium et la silice; on ne peut pas lui contester les principes recherchés pour les eaux sulfurées, elle est donc en première ligne parmi celles à « base » de chaux que l'on a considérées comme les plus efficaces dans toutes les maladies des voies respiratoires, » parce que, dans tous les pays, elles donnent les résultats les plus satisfaisants contre la phthisie laryngienne ou pulmonaire. » C'est le docteur Rotureau qui parle.

Quoi qu'il en soit, dans le groupe des Pyrénées, il n'y a pas de sources rapprochées par autant d'analogie qu'il en existe entre Allevard et Bonnes. Ce que Bonnes est aux Pyrénées, Allevard l'est aux Alpes, mais avec les avantages que lui donnent l'abondance des eaux, leur acide carbonique, la richesse de sulfuration et l'altitude. L'établissement reçoit l'air des sapins sans toucher à la région où le froid contrarie l'action des eaux et la rend quelquefois dangereuse.

Même en face de l'analyse, il est oiseux de discuter; le temps assigne à chaque chose sa valeur, mais, en réalité, la composition d'une source est le moindre des éléments qui décident sa fortune; ce qui conduit aux eaux, ce n'est point la thermalité, la nature ou la proportion des agents minéralisateurs, ce sont les résultats ordinaires connus, c'est la mode, la distraction, quelquefois le médecin; mais qui ne voit la futilité des motifs déterminants? On dirait que la valeur scientifique est pour bien peu dans la préférence.

Je comprends moins la part que l'on faisait à Ems, si ce n'est pas l'attrait du voyage aux bords du Rhin : Ems ne présente rien de ce que les médecins recherchent pour la phthisie.

On voit en Allemagne des eaux dont l'importance est dans le site ou dans les accessoires, leurs principes ne font aucun mal, il n'est pas nécessaire d'en user; mais le pays est agréable, la société choisie, les plaisirs variés; or, tout le monde a éprouvé des souffrances morales, et le chagrin, qui a tant de part aux maladies chroniques, prépare bien souvent des troubles fonctionnels; dans ce cas, il suffit d'un mouvement inaccoutumé pour rendre la santé.

Il est des eaux qui doivent tout à leur ancienneté, à l'habitude, à l'exiguïté d'une source, qui leur donne le prix d'un objet rare; la fortune peut tenir au passage d'un baigneur, au hasard d'une méprise, et ce que nous avons de plus fort en ce genre est la vogue de Loesch à titre de sulfureux. Là, le malade, inconstant presque partout, a la patience de s'immerger jusqu'à dix heures chaque jour, et s'en trouve fort bien; ailleurs, avec de l'eau chaude, on obtient des effets que la plus riche minéralisation ne donne point; après cela, que l'on discute sur le plus ou moins de sels reconnus dans les sources! L'eau pure n'est-elle pas un remède héroïque, et fait-on moins de cures dans les stations où l'on s'amuse que dans celles où l'on se traite? En un mot, la puissance curative est mal déterminée par la chimie.

L'analyse est toujours la plus sûre des bases; cependant elle varie et se prête quelquefois au besoin de la cause, elle n'est qu'une autopsie mal faite, n'isolant que les débris d'un corps privé de vie, elle désorganise et ne donne pas plus l'essence du composé qu'elle ne peut le reproduire.

On découvre tous les jours de nouveaux éléments dans les sources connues, il en est qui restent ignorés, nous en sommes encore à soupçonner l'action du fluide électrique, en sorte qu'en acceptant les secours de la chimie, on doit craindre de s'égarer toutes les fois qu'elle n'a pas la sanction de la pratique. La vie des eaux sulfurées, des thermales surtout, est si fugace qu'elles ne subissent pas impunément le transport ou le contact de l'air; par conséquent, on ne peut pas conclure de l'analyse à l'action thérapeutique.

Devons-nous une préférence rationnelle aux sources des Pyrénées? On prétend qu'elles sont exceptionnellement favorisées; que Bonnes, en particulier, jouit d'une propriété sans égale *sui generis*, d'une vertu élective, un *meus divinior* qui fait des cures impossibles ailleurs ; dans cet éloge il y a bien un peu d'enthousiasme : cette électivité qu'on voulait réserver à quelques eaux est commune aux sources hépatiques et s'exerce avec une intensité relative à la sulfuration ; elle appartient à la plupart des gaz, à l'éther, aux alcools, au camphre, aux substances diffusibles.

Nous savons ce qu'il faut penser des spécifiques ; les succès revendiqués par une source, on les obtient avec des eaux qui ont plus ou moins d'analogie ; il en est comme de toute médication qui peut avoir des effets bien différents. Si l'eau des Pyrénées peut guérir la phthisie au début, la plupart des eaux sulfurées, et les froides surtout, ont le même privilége ; elles attaquent la diathèse en agissant sur la muqueuse. Si l'on dit que l'eau Bonne est préférable à celle d'Allevard, on émet une opinion sans preuve, mais la prescrire comme plus sulfureuse est une erreur facile à constater.

Pour avoir une classification pratique, il faudrait que toutes les eaux fussent examinées par un seul homme, un esprit élevé capable de juger sans prévention. Jusqu'ici on les a jugées par leur température, les plus chaudes passant pour les plus sulfurées, ou bien on ne raisonnait que sur le soufre, bien à tort, car il est insoluble ; une source qui ne contiendrait que du soufre ou des sulfures non solubles exercerait une action peu sensible sur la peau et nulle sur la muqueuse pulmonaire ; elle est puissante si elle contient de l'hydrogène sulfuré.

Celui-ci, vénéneux quand il sort du laboratoire, est fort bien supporté dans les eaux, il devient sédatif et produit une série d'effets qui n'appartiennent pas au soufre.

Les eaux diffèrent suivant qu'elles sont chlorurées, hydrosulfurées, salines, carboniques, froides, chaudes, azotées ; un atome ajouté dans le parcours les modifie au point que la nappe inférieure peut donner des groupes variés et des filons très-différents comme à Bigorre, à Luchon, où, suivant M. François, on est contraint à faire des séries pour éviter la confusion.

Durand-Fardel admet comme sulfurées les sources minéralisées par un sulfure plus abondant que les autres principes, en avons-nous? Il appelle sulfureuses toutes celles qui sont pourvues d'un élément sulfureux quelconque. Ces distinctions, qui ne préjugent rien, n'expriment pas des caractères suffisants; on pourrait aussi bien tenir pour sulfurées les eaux qui ont reçu le nom de sulfureuses, car l'auteur les confond plus d'une fois. Avec sa manière de voir, les sources de Labasserre, de la Raillère, d'Allevard, seraient franchement sulfurées; mais devrait-on classer parmi les fortes, celles qui ont du sel marin, des sels de chaux, de magnésie, et peu ou point de sulfure sodique?

Fontan divisait les eaux en sodiques ou naturelles, et calciques ou accidentelles; ingénieuse conception bien sujette à l'erreur, sans intérêt pratique ; il voulait faire une exclusion en faveur des Pyrénées qui auraient seules quelque vertu, et encore l'eau Bonne fait exception ; elle reste indéterminée, en sorte que Luchon serait le centre et le type des eaux ; cette aristocratie n'a point sa raison d'être.

Les eaux sont-elles donc plus ou moins naturelles pour contenir un sel ou un autre, ne sont-elles pas au même point accidentelles et résultant de fortuites combinaisons? La plupart viennent d'infiltrations pluviales, palustres, pélagiennes, de solutions auxquelles vont s'ajouter la chaleur du foyer central et des gaz qui sont le produit d'altérations très-variables ; elles sont modifiées dans leur trajet dans les conduits, à l'émergence, et leur seule caractéristique est l'hydrogène sulfuré.

Le sulfure de sodium ne peut avoir qu'une préférence de convention, il n'est pas plus énergique ni plus fixe que celui de calcium, il est aussi facilement dénaturé; le résultat de leur décomposition est identique, c'est l'air qui, dans tous les cas, joue le rôle important. Le sulfure de sodium, qui fait défaut dans plusieurs sources appelées naturelles des Pyrénées, est en plus grande proportion dans la chaîne des Alpes ; il manque à Saint-Honoré, à Bagnols, à Dax, peut-être à Bonnes, et, tandis que la Reine de Luchon n'en contient que 5 centigrammes, nous en voyons 6 à Marlioz, 10 à Guagno, 30 à Challes.

Le précieux sulfure perdrait dans l'opinion, et serait justement un motif de répulsion pour celui qui voudrait comparer les eaux par leurs effets cliniques : toutes celles que l'on dit à sulfure sodique n'en contiennent qu'un atome au milieu de principes plus actifs et en plus grande quantité, toutes sont excitantes et produisent des accidents à peu près inconnus dans les eaux hydro-sulfurées, peut-être même étrangers au soufre.

En présence d'effets si connus et constants des eaux sulfurées, on recherche une cause; c'est bien l'acide sulfhydrique pour les eaux d'Allevard, mais dans celles des Pyrénées, ce ne peut être un atome qui échappe à l'analyse, et, si le sodium jouait le rôle qu'on lui prête, il serait autrement représenté; cherchons mieux; en attendant on invoque l'électricité dont chaque découverte agrandit le domaine sur tous les phénomènes de la physique et de la vie.

« Ce qui constitue l'eau sulfurée, dit Rigollot, c'est le » soufre à l'état de sulfure, de sulfhydrate, ou d'acide » sulfhydrique; il n'est pas d'autre composé qui puisse » lui communiquer une odeur hépatique. » Or, la nature d'une source étant fixée par celle du terrain d'origine ou de parcours, la chaleur du foyer central n'ajoute et n'ôte rien à la sulfuration, mais elle rend le composé moins stable et ne peut en être séparée sans décomposition; elle ne représente donc souvent qu'une économie de combustible, et notons que si l'eau sulfurée non thermale est éminemment propre à combattre les affections de la muqueuse pulmonaire, les plus chaudes qui reçoivent d'autres applications doivent leur énergie beaucoup plus à leur thermalité qu'à ce principe sulfureux.

Les sources hépatiques sont formées indifféremment par un sulfure ou un sulfate et se composent de la même façon; toutes sont chlorurées, les calciques sont alcalines comme les autres; la soude aussi bien que la chaux s'y présente combinée avec tous les acides; le degré de sulfuration ne tient pas plus à l'espèce de sel qu'à la température, et l'hydrogène sulfuré qui le mesure exactement provient toujours d'un sel décomposé par le contact de l'air ou d'un corps oxygéné. L'eau calcique de Digne est plus chaude que les sodiques des Pyrénées, celle de Viterbe est à 68 degrés, celles d'Acqui à 65, tandis que les eaux chaudes sont à 27.

Toutes les eaux subissent des substitutions de base avec dégagement d'acide sulfhydrique, tout sulfure au contact de l'air perd son acide et devient sulfate, hyposulfite, hydrosulfate, et l'hydrogène sulfuré peut saturer une base nouvelle, ou bien encore, le sulfate avec un acide est susceptible de former un sulfure : le terme et le produit des réactions qui peuvent commencer à de grandes profondeurs sera toujours l'acide sulfhydrique, et celui-ci se réduit en soufre et en eau, la géologie n'indique rien de plus. Il est probable, dit M. O. Henri, qu'un sulfate étant donné, il pourra former un sulfure, et celui-ci redevenir sulfate, en sorte que les eaux sulfurées sont celles dont l'hydro-sulfate est décomposé par l'air ou dans leur trajet. Il en doit être ainsi des eaux carbonatées, des chlorurées... La base qui sature est sans effet sur l'action finale. Conclusion : les sources dites naturelles ne sont pas mieux définies que les sources dégénérées.

Le docteur Rotureau place l'eau d'Allevard parmi celles qu'il inscrit sous le nom d'amétallites; pourquoi? Il est bien peu de sources sulfurées qui contiennent autant d'acide sulfhydrique, et d'après l'analyse elle est encore plus riche en principes fixes.

Gréoux seul, on a.	4,030
Amélie	0,303
La Reine	0,251
Le Tambour	0,208
La Raillère	0,096
Labasserre	0,496
Marlioz	0,429
Allevard	2,240

Il faudrait aborder les eaux salines, les chlorurées ou celles de la mer pour trouver plus de sels : il y en a 4 grammes à Bourbon-Larchambault, 5 à Uriage, 35 dans l'Océan et 40 dans la Méditerranée. Quel est donc l'élément qui manque à la source d'Allevard, et pourquoi serait-elle amétallite?

L'acide sulfhydrique est l'expression des eaux à principes sulfureux, sa proportion fait connaître exactement celle du soufre, et pour le mesurer il n'est pas de moyen moins sujet à l'erreur que le sulfhydromètre; il est presque mathématique pour les eaux contenant de l'acide sulfhydrique, ou un monosulfure, ce qui est le cas ordinaire, et s'il est moins exact pour les eaux polysulfurées, elles sont rares et peu importantes. Cela étant, les distinctions basées sur l'hydrogène sulfuré sont plus utiles que les notions fournies par les accidents et les combinaisons.

Les eaux hydrosulfurées, peu irritantes et plus certaines dans leur effet, sont froides; par conséquent on peut les conseiller aux malades qui redoutent la chaleur. Les hydrosulfurées carboniques plus agréables et plus digestives servent au traitement des maladies chroniques, et en particulier à celles du poumon.

L'eau d'Allevard avec une sulfuration plus forte que celles de Bonnes est bien mieux supportée, ce qui tient à sa température, à sa composition, à l'altitude; expliquons-nous à cet égard : l'air est lourd dans les bas-fonds, il est pur et léger sur les montagnes ; l'homme en santé y trouve un bien-être, une énergie qu'il n'a pas dans la plaine, les personnes lymphatiques, à sang noir, à congestions veineuses, y respirent fort bien, mais le malade souffre, il étouffe, il transpire et ne peut se mouvoir sans être fatigué; il serait dans la pire condition pour supporter une fluxion. On fait valoir la vigueur et la santé du montagnard, mais c'est le bénéfice de la vie dure, de la vie simple, de l'exercice continu sans les causes d'affaiblissement qui sont propres aux villes.

Allevard est à 475 mètres, dans un climat plus doux que les Pyrénées, le malade oppressé y trouve encore du calme, les asthmatiques y sont mieux, l'hémoptysie se montre rarement et n'est jamais le fait des eaux bien ordonnées. En comparant Allevard à Cauterets, nous trouvons que la source n'a pas les inconvénients du froid, des transitions et de l'éloignement que l'on reproche à la Raillère.

La source de Marlioz diffère essentiellement de celle d'Allevard ; elle est sodique et n'a que 6,70 d'hydrogène sulfuré, elle est plus excitante, plus indigeste, parce qu'elle contient fort peu d'acide carbonique.

CHAPITRE II

EFFETS DES EAUX.

L'eau sulfureuse est difficile à étudier sur l'homme sain, peu de personnes savent la prendre avec les soins voulus pour obtenir l'action physiologique, pour distinguer les modifications opérées par le traitement de celles qui ressortent des circonstances ou des maladies. Cette action n'est pas toujours la même, l'eau sulfureuse peut exciter ou hyposthéniser, exalter ou apaiser l'éréthisme nerveux, élever ou abaisser le mouvement circulatoire; nous la voyons calmer la douleur et la toux, diminuer les sécrétions, résoudre les engorgements. Elle possède bien la raison de ces effets, mais le soufre n'est pas tout dans la médication, l'état de l'organisme, le support et le milieu sont pour beaucoup dans tous les résultats.

Quelle place doit avoir dans la matière médicale cet agent qui produit un état de calme et des signes d'irritation? Si le soufre est excitant, l'hydrogène sulfuré stupéfie, l'acide carbonique est anesthésique, les sels sont plus ou moins actifs. La résultante de ces forces n'ayant pas une expression thérapeutique formulée, dirons-nous que l'eau est à la fois stimulante et sédativ avec cette sensation de force qui, dans la médication antispasmodique, s'accorde bien avec le calme? Ce rapprochement explique des effets qui semblent opposés : l'acide sulfhydrique à faible dose est sédatif, il apaise la toux, le spasme, les palpitations, mais la stase du sang amène de l'oppression quand elle arrive au point d'entraver l'hématose ; l'impression toxique est reçue par le cerveau qui le témoigne par le vertige.

Suivant M. Poggiale, le *principe sulfureux détruit les ferments morbides* comme les parasites qui pourraient bien se rapprocher et se confondre avec les infusoires des ferments. En fait, dit Graves, et malgré le caractère paradoxal de l'assertion, le soufre bien que stimulant a une grande efficacité dans une foule d'affections congestives ou inflammatoires.

L'eau sulfureuse excite et torréfie, elle rappelle ou rajeunit des affections anciennes, comme la goutte, le rhumatisme, la gravelle, les dartres, les hémorrhoïdes, les névroses ; mais on ne peut nier qu'il n'en résulte ordinairement la sédation, ce qui prouve un effet complexe. M. Pidoux y voit un excitateur de l'arthritisme, qui guérit la phthisie quand elle éveille un équivalent pathologique. Il existe, en effet, chez beaucoup de personnes, une série d'indispositions qui se suivent, se transforment pour disparaître à l'invasion d'un mal accidentel. Celui-ci ne peut être mieux enrayé que par la substitution d'un symptôme appartenant au cercle habituel faisant antagonisme ; cependant on aurait tort de compter sur une diathèse; la phthisie peut guérir d'emblée. Les symptômes éveillés par les eaux sont des complications, et les meilleures cures sont celles qui s'effectuen sans nulle crise.

L'hypothèse ne pouvant satisfaire l'esprit, la sulfura tion doit être considérée dans son ensemble et dans cha que appareil ; ici la théorie s'incline, on a plus besoin des faits que des explications, et comme au temp d'Alibert, la physiologie des eaux est le seul guide consulter.

L'eau minérale n'est pas un remède approprié à telle affections déterminées, comme une sorte de réactif, mais un agent complexe qui aide l'organisme à reprendre équilibre dans une foule de conditions ; le baigneur doit savoir qu'un spécifique ne répond pas à chaque maladie, qu'une médication utile pour un autre serait nulle pour lui, et quelquefois nuisible ; mais il trouve une cause d'erreur dans les annonces qui revendiquent pour chaque eau un effet spécial, une plus grande portée d'action, une électivité capable de séduire.

Il est possible que l'efficacité d'une source tienne moins à des sels qu'à sa vie propre, à un principe dynamique analogue à l'électricité. Suivant M. Scoutetten, l'eau minérale est négative par rapport à l'eau pure; dans la baignoire, le fluide est positif à la surface et négatif à l'intérieur. Une personne étant au bain, les parties du corps immergées ont un excès de fluide négatif; un courant s'établit de bas en haut, un autre à la circonférence : l'intensité de ces courants ne se rapporte pas à la température, mais ils sont plus marqués dans les eaux qui dégagent lentement leur acide sulfhydrique. Malgré ce travaux intéressants et ceux de M. Lambron, nous ne sommes pas en état de raisonner sur les fluides.

Ainsi que les altérants, l'eau sulfureuse n'agit pas toujours immédiatement, elle réveille quelquefois le mal qui va guérir et prolonge ses effets bien au delà du traitement. La somme du liquide et le temps qui amènent la saturation n'ont rien de fixe. Les troubles fonctionnels se présentent plus vite chez un malade et les premiers sont ceux qu'il avait éprouvés. Un baigneur dont la guérison fait le plus grand honneur à Allevard, et qui prend les eaux depuis vingt ans, éprouve chaque année la fièvre, la toux, l'enrouement, qui annoncent la sulfuration.

Peu de malades achèvent le traitement sans accuser du malaise ou des douleurs ; jamais ils ne devront juger le résultat définitif par les symptômes observés, encore moins par l'abondance des sueurs. On peut guérir sans transpirer beaucoup et d'autres médications portent mieux à la peau que le soufre, qui n'ont pas autant d'effet sur le poumon.

L'eau sulfureuse excite les mouvements régis par le système ganglionnaire, toutes les circulations, les actes nutritifs, et surtout les fonctions de la peau et des muqueuses, qui sont les plus grandes surfaces d'absorption et reçoivent plus souvent les réactions.

Au début de la cure, mais pas toujours, on éprouve de l'appétit, de la chaleur, des pesanteurs à l'épigastre, ou bien de l'âcreté, de l'ardeur à la gorge, au voile du palais; de la cuisson, des picotements aux yeux, au pharynx, à la trachée ou dans les bronches, de la toux avec essoufflement et gêne de la déglutition. Ces effets, peu marqués ordinairement, peuvent être inaperçus ou nuls; ceux qui nous ont paru les plus fréquents seraient: l'augmentation de la puissance digestive et de la force, la sensibilité au froid, seulement les premiers jours, la sueur, une constipation modérée, le dépôt d'urine, l'excitation des sens, la facilité des mouvements et de l'intelligence, le sommeil réparateur, et, dans une autre phase, la plénitude, la fatigue, l'insomnie, les rêvasseries, le dégoût, les symptômes qui constituent la fièvre de sulfuration et la poussée. Souvent après une semaine, après trois ou quatre jours, survient un état catarrhal avec la toux, le coryza, la fièvre, la diarrhée, puis tout rentre dans l'ordre jusqu'à la fin du traitement.

M. Chataing, qui employait ces eaux avec beaucoup d'habileté, s'exprime ainsi : L'eau en bain ou en boisson produit, les premiers jours, une excitation générale qui ne tarde pas à se calmer, et cette circonstance mérite d'être observée chez les personnes irritables qui pourraient s'en inquiéter ou se rebuteraient, si l'on ne modérait pas cet effet. Il y a sentiment de chaleur à l'épigastre et à la peau, agitation durant la nuit, soif, défaut d'appétit et constipation ; mais du troisième au huitième jour, l'appétit se réveille, le ventre se relâche, la moiteur se rétablit, l'urine coule en abondance, et le sommeil revient, suivi de bien-être et d'énergie. (*Annuaire* de 1838.)

Action sur les muqueuses. — L'eau sulfureuse modifie

l'état, les fonctions, les sécrétions de la peau et des muqueuses. Chaque therme est renommé pour la fécondation, et tarit les flueurs blanches, chacun a sa source des yeux, sa source digestive, et l'on cite à l'envi la guérison de la bronchite, du catarrhe, de l'angine, des plaies, des ophthalmies... La part faite à l'exagération, cet accord unanime est la preuve d'une vertu réelle sur le tissu muqueux.

1° *Muqueuse pulmonaire.* — L'eau sulfureuse est-elle béchique, ainsi qu'on le répète depuis Bordeu? guérit-elle à la façon des excitants, du vin chaud, par exemple, ou bien par sédation immédiate? L'hydrogène sulfuré, qui est le principe effectif, arrête ou suspend l'oxydation vitale en absorbant l'oxygène du sang, et c'est peut-être ainsi qu'il cicatrise les vieilles plaies et les muqueuses. D'après Mialhe, il serait vénéneux par une double action qui *stupéfie la pulpe nerveuse et coagule le sang.* M. Claude Bernard démontre l'innocuité relative de l'hydrogène sulfuré qu'il injecte dans les veines et son élimination constante par les bronches. Le Dr Demarquay, en faisant arriver ce gaz dans le tissu conjonctif, a vu qu'il était exhalé par les poumons. Les résultats que l'on obtient dans toutes les phlegmasies pulmonaires chroniques par l'hydrogène sulfuré, tiennent donc à la voie qu'il suit pour être éliminé.

L'eau sulfurée peut modérer les mouvements du cœur et de la respiration, ainsi que les acides arsénieux et cyanhydriques à faible dose; elle combat comme eux l'élément phlegmasique, et ce n'est pas aux sujets sanguins qu'elle nuit, mais seulement à ceux qui ont de la fièvre, quirespirent péniblement, parce que la maladie restreint le champ de l'hématose. Je dois donc signaler l'erreur qui consiste à repousser l'eau sulfurée du traitement des maladies aiguës; elles cèdent plus facilement que les vieilles affections occupant un grand espace. La tolérance est relative à la disposition et à l'intégrité des organes respirateurs, il est donc permis d'en user pour la bronchite; on ne saurait avoir trop de réserve à l'égard de la phthisie quand elle atteint la période hectique. Dans une affection récente, la fièvre ne contre-indique pas les sulfureux durant l'été, parce que l'organisme réagit par les sueurs. Nous n'hésitons jamais à combattre la bronchite au moyen de l'aspiration tiède, et tout le monde a remarqué la promptitude avec laquelle on obtient la guérison. Il n'est point rare de voir tomber la fièvre en peu de jours, alors même que le poumon est fluxionné ; dans ce cas, l'eau sulfureuse n'a-t-elle pu tonifier, exciter un travail d'ensemble, répartir plus également les forces concentrées vers la partie malade, et faire concourir l'économie entière à la réparation ? C'est la pensée d'Andrieu.

Si le mal est chronique, il est comme rajeuni par la sulfuration; toutefois, quand un baigneur arrive avec la fièvre, il serait dangereux de commencer le traitement: ce qu'il y a de plus sage à conseiller, c'est le repos et le retour si la fièvre persistait.

Les catarrheux accusent bien souvent un surcroît d'irritation ou de douleur; la toux augmente ou revient les premiers jours, ce qui ne révèle pas, comme on le dit, la nature du mal ; l'usage ou l'abus des sulfureux peut réveiller, aussi bien une lésion étrangère aux poumons, qu'une bronchite; leur action généralisée va retentir sur toutes les muqueuses, sur la vessie, l'utérus, le tube digestif, aussi bien que sur la peau, et si la bronche est en jeu plus souvent, c'est que la plupart des baigneurs ont eu des affections de la poitrine, et qu'un organe faible appelle plus souvent l'irritation. Les phénomènes propres aux maladies anciennes reparaissent communément et, s'il ne sont pas exaspérés outre mesure, ils s'amendent rapidement pour faire place à la détente, au temps d'arrêt, quelquefois à la guérison. L'excitation n'est pas constante, n'est pas indispensable, elle peut être étrangère aux sulfureux, et nous croyons que le malade est plus sûr de guérir quand il est soulagé sans retour des accidents.

Lorsque le pouls se développe, il devient moins fréquent et se régularise à mesure que l'oppression diminue et que la force augmente : ce stimulus nécessaire à la muqueuse pour rejeter les sécrétions, agit mieux quand il est secondé par les sueurs ou par la diurèse; il concourt à la résolution, mais il faut le surveiller, le diriger pour qu'il n'arrive pas à l'excès perturbateur.

On dit que l'eau sulfurée dispose à l'hémoptysie ; cela est vrai pendant l'hiver, parce que la chaleur est essentielle au traitement, c'est encore vrai quand on la boit sans précautions ; mais dans les stations d'été où la sueur prévient les congestions, nous devons en accuser plutôt la hauteur, le climat, la fatigue, la nature des eaux, et peut-être les sulfures. L'hémoptysie est plus commune dans les lieux élevés et dans les eaux sodiques ; à Allevard, où on l'observe moins, elle dépend si peu de l'hydrogène sulfuré, qu'elle n'oblige pas à suspendre la cure. J'ai reçu en 1866 trois malades qui avaient craché du sang à Grenoble ou en route. La différence qui existe sur ce point entre Allevard et les autres pays s'explique par son altitude, encore mieux par la douceur des inhalations.

Le choix des eaux sulfurées est à peu près indifférent pour le catarrhe et au début des pulmonies sans fièvre, mais quand le mal est plus avancé, la guérison dépend de l'air et du climat : elle est plus difficile sur les hauteurs, où le phthisique ne respire bien qu'au repos le plus complet. Plus le tissu pulmonaire est hépatisé, dense, obstrué par la fluxion, l'engouement ou les produits hétérogènes, moins il pourra monter ; par conséquent l'importance de la hauteur est capitale aussitôt que la respiration est mise en jeu. Une médication qui serait imprudente au Mont-Dore est possible plus bas. Je connais des malades qui, forcés de quitter les Pyrénées, ont pu guérir ici ; d'autres, notablement soulagés par l'eau d'Allevard, sont morts en allant chercher ailleurs une plus belle cure ; aussi toutes les fois que je suis consulté sur le choix d'une station, je conseille sans hésiter celle qui a déjà produit un bon effet.

2° *Appareil digestif.* — La plupart des arrivants s'étonnent de retrouver l'appétit qu'ils avaient perdu ; c'est qu'en dehors des distractions et du changement, l'acide carbonique et l'hydrogène sulfuré combattent la dyspepsie qui souvent est la cause ou le point de départ des pulmonies chroniques; si des malades ne toussent plus, si des vieillards souffrent moins en hiver, si des enfants, des jeunes filles se développent à vue d'œil en prenant de la fraîcheur et de l'animation, c'est que l'eau sulfureuse a réveillé l'action nerveuse et les actes digestifs : le bon régime est en définitive le véritable traitement des maladies chroniques, de la phthisie comme des autres diathèses. L'estomac est la pierre de touche et le régulateur de la santé; on guérit aisément et les remèdes sont toujours bons quand il est sain, nous n'en connaissons point qui répare les désordres de l'hygiène mal comprise.

L'acide carbonique donne à l'eau d'Allevard un caractère distinctif, il masque un peu son goût, la vivifie en quelque sorte et la rend digestive. On regrettait que les gaz abondants au griffon fussent perdus à la buvette, aujourd'hui on boit à la source et l'on aspire tous les gaz; il semble que ce soit une eau nouvelle et différente; elle est blanche, fraîche, mousseuse et rappelle un peu celle de Saint-Alban. Cette boisson recherchée pour les gastralgies serait d'abord trop froide pour un catarrheux; nous la donnons à 20 ou 24 degrés en arrivant aussitôt que possible à la température de la source et toujours par fractions de verre. Plus chaude et partant moins oxygénée, elle pèse comme la tisane après l'ébullition; ingérée brusquement et par trop grandes quantités pour être insalivée, elle occasionne du dégoût, des nausées, des pesanteurs, et finit par purger; on l'observe plus souvent quand on a bu le soir ou peu de temps avant et après le repas.

L'eau d'Allevard, en augmentant la puissance digestive, resserre ordinairement ; pour maintenir la liberté du ventre il suffit d'ajouter au premier verre d'eau quelques grammes de sel neutre, ou bien un peu de lait; l'usage du café au lait remplit le même but; sinon, il faut recourir aux lavements, à la douche ascendante, au petit-lait, car la constipation est un obstacle au traitement.

Cette eau est recherchée par les enfants, serait-ce qu'elle apaise mieux la soif que les autres boissons, est-ce la préférence instinctive que nous trouvons chez les animaux ? Plus d'un baigneur la prend avec plaisir et la regrette à son départ. La répugnance excitée par l'odeur ne dure pas; on la supporte avec la précaution de boire lentement et d'espacer les doses, de les faire précéder par le sirop de quinquina, de quassia ou d'écorce d'orange; une tasse d'infusion, de lait ou de bouillon qui peuvent être mélangés sans préjudice. Toutefois l'eau perdrait aux additions ; il ne faut la couper que par nécessité, pour graduer l'action de l'acide sulfhydrique, pour prévenir la révolte de l'estomac, pour la mettre au degré de chaleur convenable ; d'ailleurs l'eau mélangée semble moins agréable, car après quelques jours les malades n'en veulent plus.

On peut boire à la source, aux buvettes, au bain ou dans sa chambre ; les baigneurs qui marchent peu, qui craignent la montée, l'eau froide, l'air du matin, boivent dans la galerie; ils vont jusqu'à la source quand ils respirent librement et qu'il fait beau. Il est utile de se promener chaque fois qu'on a bu; l'effet commence à l'injection du liquide, il finit à l'élimination, et la plupart des accidents sont causés par le trouble porté au courant que le soufre parcourt de l'estomac jusqu'à la peau. Beaucoup d'indigestions résultent d'une verrée prise subitement quand la peau est couverte de sueur, comme on le fait souvent à l'issue d'une promenade.

Les malades ne savent pas que le succès du traitement ne dépend point de la quantité d'eau qu'ils peuvent absorber, mais de mille circonstances qu'on peut rendre favorables. Il en est des eaux comme de tout remède n'ayant d'abord aucun effet sensible, et pouvant tout à coup déterminer une vive réaction. Les premiers jours, il suffit d'un demi-verre en plusieurs fois et souvent moins; on arrive aisément à un litre et beaucoup plus. Les personnes irritables ou menacées par la fièvre, n'en prennent au début que quelques cuillerées, et commencent avec du lait ou du sirop. On regrette souvent d'avoir fait abus de l'eau, jamais de procéder avec lenteur.

Il vaut mieux boire à jeun, parce que l'absorption est plus facile; on sent que les mêmes doses pèsent moins le matin que le soir et font couler plus vite les urines.

La plupart des malades se gargarisent en agitant le liquide au moyen de vibrations du voile du palais irritantes pour le pharynx; disons-leur que sans peine et sans bruit, une large ouverture de la bouche admet un grand volume d'eau qui baigne mieux la gorge : c'est bien aisé quand, après une grande aspiration, l'air ne sort qu'en petits jets.

Aux premiers jours du traitement, la faim se fait sentir, la digestion devient facile; d'où résulte un sentiment de force et de bien-être, un appétit fort exigeant et un sommeil profond. Les malades sont délivrés des pneumatoses, des gonflements, des embarras gastriques; ils ne supportaient pas le poids des couvertures, et partent sans douleurs. Pour d'autres, le résultat de la médication est de faire cesser l'obésité. Il arrive communément que le baigneur maigrit ou perd une coloration excessive, un embonpoint factice, en devenant plus fort; bientôt une sorte de plénitude remplace le besoin de la réparation, alors la constipation fait place à l'état contraire ; il survient du malaise et les nuits sont agitées. Quand la saturation devient complète, elle peut être annoncée par la coloration et la fétidité des évacuations.

3° *Action sur la peau.* — Les téguments rapprochés des muqueuses par l'organisation, ne résistent pas plus au soufre, et leurs modifications, qui paraissent les plus communes, sont aussi les plus importantes ; en effet, c'est en activant et la circulation et la vie de la peau, que l'on enraille, non-seulement les dermatoses, mais encore le rhumatisme et le catarrhe pulmonaire. Pour toutes ces maladies, le secret de la guérison est de porter à l'extérieur la fluxion concentréee sur l'organe souffrant, d'équilibrer les grandes fonctions de la peau et des muqueuses. Nous ne faisons souvent que déplacer, substituer, et c'est ainsi que la nature procède pour guérir. Qui n'a vu les résultats produits par un furoncle, un abcès, ou la transpiration, dans le cours des plus graves affections?

L'eau sulfureuse détermine un mouvement périphérique indiqué par la démangeaison et le picotement, la turgescence, la marbrure de la peau, le retour des sueurs, des sécrétions habituelles, des dartres, des rougeurs, des érythèmes qui peuvent inquiéter le baigneur, etc., affirmant l'action des eaux. Les téguments sont d'abord plus sensibles, mais ils résistent mieux au froid, quand la circulation capillaire est ranimée; la sueur maladive disparaît, et la transpiration normale se rétablit. Aussitôt que l'hypérémie est en excès, on voit naître des éruptions qui varient suivant la diathèse réveillée par le stimulus. Les bains excitent quelquefois un prurit fatigant, comme on le voit lorsque la peau vient à subir un excès de vitalité. Ces accidents sont plus communs par un temps sec, chez les baigneurs qui contrarient la cure par de longues excursions (1). J'ai vu, après un premier bain, les téguments couverts d'une éruption vésiculeuse entièrement dissipée les jours suivants.

Cette action si constante explique bien et justifie l'ancienne réputation qu'Allevard devait aux affections

(1) Je conseille volontiers la promenade au milieu du traitement, toutes les fois qu'il est mal supporté, mais de tristes expériences nous montrent, chaque année, que la course est dangereuse à suite de la douche et du bain.

rebelles de la peau ; ce n'est pas tout, l'eau sulfureuse, en activant la circulation des capillaires sous-cutanés, raffermit les téguments et fortifie toutes les dépendances du système épidermique, les ongles, les dents, les cheveux. Je regarde comme certain qu'elle blanchit la peau, la rend plus transparente, plus souple, et qu'elle fait disparaître les éphélides, les taches hépatiques comme celles qui sont dues à la grossesse, aux maladies chroniques. Des personnes ont reconnu que l'eau sulfurée suspend la chute des cheveux, qu'elle conserve la teinte des noirs, et que les gris sont plus foncés à la suite du traitement.

La poussée n'est pas commune à Allevard, les maladies traitées l'exigent rarement, et les bains ne sont pas assez longs, assez suivis pour la déterminer ; mais on l'obtient quand on le veut et bien plus vite qu'à Loosch. Elle arrive quelquefois sans être provoquée ; c'est ordinairement un érythème, une éruption vésiculeuse accompagnée ou non de fièvre. Si elle vient comme une crise sans effort, elle se montre salutaire surtout quand la maladie avait coïncidé avec la disparition d'une dartre habituelle, il est permis de songer à la poussée ; en présence de l'herpétisme, elle serait utile toutes les fois que le malade est assez fort.

On comprend les effets que produit sur les poumons la liberté des absorbants et de la peau, quand il n'existe pas de produit hétérogène. L'activité portée à la périphérie atténue le travail que subissait la muqueuse bronchique ; la fluxion est détournée, la toux se calme et les crachats sont moins abondants; la maladie revient à son point de départ et peut céder à la sulfuration.

Rappelons que le traitement sulfureux est capable de fixer sur la nature des affections diathésiques; un malade effrayé par l'éruption d'un érythème qui semblait être un retour de syphilis, fut rassuré en voyant qu'il n'avait pas de caractère spécial. Tous les auteurs ont signalé en lui donnant trop de portée le génie révélateur que possède l'eau sulfurée; des médecins comptent sur elle pour démasquer la syphilis, et lui accordent sur les syphilides la même action que sur les dermatoses. Cette propriété appartient à d'autres eaux, à celles de Luxeuil, par exemple, aussi bien aux sources ferrugineuses qu'aux salines arsenicales, qui ressemblent beaucoup à celles de Plombières, de Bourbonne, de Balaruc, de La Mothe, etc.; elle dérive uniquement de la thermalité naturelle ou acquise. « Quand on voudra reconnaître une » organisation entachée de vérole, l'épreuve des eaux » minérales chaudes l'emportera sur toutes les autres. » (Yvaren, *Métamorphoses.*)

4° *Action sur l'appareil respiratoire.* — La circulation est excitée par l'eau sulfurée; les battements du cœur sont augmentés, la respiration et le pouls accélérés; bientôt les extrémités se réchauffent; la figure s'anime; il en peut résulter un mouvement fébrile; nous conclurions à tort qu'il faut en éloigner tous les malades ayant des palpitations, car on en trouve chez la plupart des jeunes filles chlorotiques ou affaiblies, et celles des catarrheux en imposent souvent aux médecins. Ces prétendues affections du cœur cèdent toujours au traitement qui enraye la bronchite et la toux ; l'agent d'impulsion du sang revient à l'état normal quand la circulation est rétablie dans le poumon devenu perméable. Le résultat devient plus frappant, si les désordres cardiaques sont reliés au rhumatisme, ce qu'on peut ordinairement reconnaître à la mobilité de la douleur qui se réveille avec le froid. Plusieurs baigneurs portant les signes des affections du cœur, avaient la défense de toucher à l'eau sulfurée ; ils en ont pris, malgré nous, six à huit verrées par jour, et les douleurs disparaissaient avec les battements, la pesanteur, le souffle, l'oppression, les congestions de la face et des yeux. L'hydrogène sulfuré peut modérer le mouvement du cœur comme l'acide cyanhydrique ; à faible dose il produit la sédation et ralentit le pouls, par une action immédiate.

Les palpitations s'arrêtent quelquefois pendant l'inhalation, et reviennent quand la séance est prolongée. On trouve ici, dans l'usage et dans l'abus, ce que peut l'acide sulfhydrique appliqué sans la chaleur. Nous employons bien plus utilement les aspirations froides que les étuves ; d'ailleurs les affections chroniques de la poitrine réclament beaucoup plus l'élément sulfureux que la chaleur, et les troubles circulatoires que l'on observe, tiennent moins au traitement qu'aux écarts de régime et à la direction.

L'endocardite, les lésions organiques du cœur et des vaisseaux comportent moins l'action thermale que les autres maladies ; avec elles il faut aller lentement et préférer les moyens doux; le régime, le repos, les laxatifs diurétiques, le petit-lait, la digitale, le demi-bain, la douche locale et l'inhalation froide ménagée; le bain de petit-lait réussit ordinairement.

Les palpitations développées sous l'influence d'un principe débilitant, la chlorose, l'anémie, les pertes, les hémorrhagies, cèdent mieux aux bains sulfureux, alors surtout qu'on peut donner à la nutrition l'énergie qui faisait défaut. J'ai vu des maladies du cœur enrayées après la saison, bien qu'elles fussent exaspérées durant la cure. Depuis six ans une dame obtient un hiver tolérable en prenant, disons mieux, en supportant les eaux pendant un mois. En pareil cas, il faut éviter toute espèce d'ébranlement, de fatigue, de surprise, de choc, d'émotion, le bain chaud, la douche, etc.

5° *Action sur les centres nerveux.* — L'hydrogène sulfuré impressionne d'abord le système nerveux; on observe ordinairement une légère excitation ou un agacement qui n'a rien de pénible, elle se manifeste par le besoin de locomotion, l'impatience ou l'inégalité d'humeur, par une sensation de bien-être et de force qui n'exclut point la sédation; d'autres fois c'est la céphalalgie ou la stimulation des sens et de l'intelligence, une sorte d'animation ébrieuse comparable à celle que produisent l'acide carbonique et le café.

Les travaux de l'esprit sont faciles au baigneur, il pense sans fatigue, il écrit avec lucidité, il semble délivré d'une entrave qui pesait sur les centres nerveux et les organes locomoteurs; évidemment, ce qui rend au cerveau la netteté qu'il a perdue, est bien propre à reposer les hommes de cabinet surmenés par les affaires, les financiers, les écrivains, les écoliers soumis à une étude au-dessus de leur âge, plus nourris de latin que d'air et d'aliments réparateurs, les jeunes gens que le plaisir précoce a frappés d'impuissance, enfin les hommes du monde qui auraient abusé de la vie, et le nombre en est grand. Les affections des centres nerveux qui frappaient les hautes régions et s'expliquaient par l'excès du travail, se multiplient dans toutes les classes, mais quelquefois l'esprit et le travail n'y sont pour rien. C'est une plaie du sensualisme que les eaux ne guérissent pas.

6° *Appareil génito-urinaire.* — L'eau d'Allevard n'est pas prise en assez grande quantité pour avoir une action bien marquée sur la vessie; cependant, comme tous les organes, les reins sont stimulés surtout lorsque le cœur éprouve un effet sédatif. Les baigneurs au milieu du traitement accusent des envies fréquentes d'uriner; la diurèse n'est point rare, s'il existe un engorgement articulaire, de l'œdème, un embarras de la circulation... Je connais un baigneur qui ne prend pas deux verres d'eau sans avoir du ténesme vésical. J'ai vu deux ans chez le même sujet la cure suspendue par une cystite qui fut grave la première année.

Après le bain, l'urine est abondante, aqueuse et d'autant plus claire qu'il est moins chaud; à la suite du traitement elle se trouble, charrie du soufre et produit un dépôt d'acide urique. D'autres fois elle est chaude, rouge, irritante, au point d'occasionner un peu de rétention.

Elle contient une plus forte proportion de détritus parce que l'eau sulfureuse détermine une absorption plus énergique, un travail dépurateur qui contribue à la résolution des maladies.

Les affections des voies urinaires sont au moins passagèrement excitées par la sulfuration ; cependant nous avons vu le catarrhe vésical amendé par les bains prolongés, sans doute aussi par la révulsion qui a lieu sur la peau. Civiale conseillait dans ces cas l'eau sulfureuse en bain et en boisson, mais la fièvre ou l'état aigu sont de formelles contre-indications.

La même action est plus marquée sur les organes génitaux ; ainsi que tous les excitants, l'eau sulfureuse éveille plus ou moins et la force vitale, et le sens génésique, elle produit de l'agitation, des rêves, des mouvements déréglés ; les pertes séminales, qui sont fréquentes chez les sujets débilités, augmentent les premiers jours, et tendent à s'éloigner, quand le régime et la sulfuration mettent fin à l'atonie (1).

Chaque source sulfureuse fait valoir, non sans raison, une vertu qui se rapporte à la fécondation ; il est certain que le bain sulfureux est un des moyens les plus capables de faciliter l'évolution des jeunes filles, d'établir ou de ramener les fonctions périodiques. L'utérus est excité pendant la cure, il y a des pesanteurs et de la gêne, les maladies reparaissent quelquefois et s'apaisent bientôt ; la menstruation est abondante, il n'est pas rare qu'elle

(1) Ici je recommande spécialement un remède dont l'action n'a pas encore failli.

avance ou revienne au milieu d'un traitement commencé deux ou trois jours après l'époque; jamais elle n'est affaiblie, à moins qu'il n'y ait eu exagération par atonie; souvent elle est normale et donne un sang plus riche, nous l'avons vue se rétablir après cinq ans, avec un retour de fraîcheur inespérée.

L'action du bain doit être surveillée quand on craint une hémorrhagie, un excès de flux mensuel, mais dans l'aménorrhée par faiblesse et la chlorose, cette stimulation de l'utérus est fort utile, elle s'obtient avec des bains frais. Quand tout se passe bien, on peut se baigner à l'eau tiède le dernier jour de la menstruation.

Les malades qui fréquentent Allevard diront avec quelle facilité l'utérus obéit à la sulfuration; le stimulus qui pousse au travail mensuel peut l'augmenter, le régler, ou conjurer l'hémorrhagie chez celles qui manquent de ton. Cela vient-il du mouvement que la vie en commun, le changement, les distractions peuvent donner à la nutrition? Il est certain que la conception est plus facile et plus fréquente à l'issue de la saison. L'eau sulfureuse ne satisfait point toutes les femmes qui aspirent à la maternité, loin de là, mais en augmentant les forces de l'économie, elle peut réveiller les organes génitaux et leur donner l'aptitude qu'ils avaient perdue. Les plaisanteries de mauvais goût ne manquent pas sur ce sujet si digne de réserve, et les eaux n'ont pas toujours l'honneur des cures qui leur sont dues.

CHAPITRE III

MOYENS D'ACTION.

1° Inhalation froide. — Le hasard mit sur la voie des inhalations froides ; la pensée en est due aux malades qui apaisaient leur toux en aspirant l'hydrogène sulfuré à travers le parquet de l'ancienne galerie. L'air des salles d'inhalation est saturé par les gaz que l'eau dégage à la température de la source ; un jet d'eau qui va se briser à la cuvette du plafond, est reçu dans un bassin supérieur dont le trop-plein se divise en tombant sur des vasques superposées plus larges vers la base, et s'écoule dans le réservoir.

Cette atmosphère est sulfureuse au point de ternir les pièces contenues dans un porte-monnaie ; en deux minutes elle noircit l'argent, le plomb, le cuivre, et je conseille de n'y pas porter de bonnes montres. En aspirant, chacun se livre à la conversation, à l'étude, à l'écriture, au travail qui lui convient ; cependant, toute application, une lecture un peu sérieuse est suivie de fatigue, aussi bien que les séances prolongées. On conseille mal à propos de parler ou de faire de grandes aspirations ; cet exercice, impossible à beaucoup de malades, est pénible pour tout le monde et sans profit ; c'est le silence qu'il faut encourager.

L'inhalation n'est pas moins avantageuse au milieu de l'été, alors que l'air est altéré par l'affluence des malades, par les odeurs et les parfums de toute sorte ; mais quand la réunion dépasse un certain chiffre, la chaleur occasionne du malaise, et ne permet que des séances limitées ; il en serait de même dans toutes les assemblées.

L'inhalation froide, qui constitue la spécialité sans rivale d'Allevard, est de tous les moyens de sulfuration le plus direct ; elle est exempte de danger, même pour les fiévreux et les sujets débiles qui ne supporteraient ni le bain, ni la boisson ; avec elle il ne faut pas désespérer dans les mêmes cas où les eaux ne sont plus conseillées. Quand je suivais ce traitement en 1857, on comptait les malades qui se rendaient à l'inhalation, la plupart avec peu de foi ; aujourd'hui les trois salles ne suffisent plus ; dans un jour elles ont reçu trois cent quinze malades. Il n'y a pas en France d'inhalation qui lui soit comparable ; dans toutes celles qui l'ont imitée, l'atmosphère est peu sulfurée, l'eau trop chaude, le pays froid, la source est irritante ou manque de fixité ; il a fallu y renoncer à Bonnes parce qu'il n'y a pas assez d'acide sulfhydrique ; on ne fait au Mont-Dore, comme à Aix, que l'aspiration chaude ; ailleurs on est réduit à l'eau pulvérisée ; ici, tout est réuni ; le mode est à la fois complet, simple, naturel, c'est un jet de la source même qui charge l'air d'hydrogène sulfuré (1), aussi n'est-il point d'état où le

(1) MM. Perouse et Baron, dans une série d'expériences, ont constaté que dans la salle d'inhalation l'eau du jet, parvenue à la fin de

malade n'y puisse aborder utilement s'il est capable de se mouvoir ou d'être transporté.

L'inhalation de Marlioz est aussi froide, mais son eau est sodique, moins sulfureuse et moins carbonique; si peu stable, qu'elle perd son odeur à l'air, et qu'elle est faiblement sensible aux réactifs. Suivant le professeur Delioux, les papiers à sels de plomb ne se colorent pas plus dans les salles de Marlioz que dans la galerie des bains à Allevard ; enfin, l'eau partagée ne peut plus suffire à deux salles ; celles-ci, spacieuses, bien disposées avec des siéges confortables, sont des modèles à imiter : il n'y manque, dit-on, que la source d'Allevard.

Quelques personnes supportent l'inhalation une heure ou deux le premier jour ; d'autres, en commençant, ne peuvent y rester que cinq minutes ; on y passe ordinairement deux et trois heures chaque jour. L'hydrogène sulfuré ne serait point à haute dose absorbé sans inconvénient ; il est au moins inutile d'aller jusqu'aux effets toxiques. Je prescris cinq ou six minutes au début, quelquefois deux ou trois ; l'inhalation trop longue provoque de l'ardeur et des picotements aux paupières, à la gorge et aux fosses nasales, dans les sinus frontaux, le larynx ou la trachée ; de la soif, de l'amertume, de la sécheresse dans la gorge ; d'autres fois, c'est un embarras de la respiration, des battements du cœur, de la toux, de l'oppression, ou bien de la pesanteur à la région sus-

sa course, abandonnait à l'air 90 pour 100 de son acide sulfhydrique, tandis que suivant M. Reveil la pulvérisation d'Enghien n'en perd que 40 pour 100.

orbitaire, aux tempes et au front, plus rarement à l'occiput ; une douleur contusive aux épaules vers les grands pectoraux, au-dessus du genou, dans les jointures ; une fatigue générale avec brisement des membres inférieurs ; céphalalgie ou somnolence, un état névralgique, un vertige ébrieux que l'on dissipe à l'air, ou bien avec un peu d'eau sur le front.

Alors même qu'il est fatigué pendant l'inhalation, le malade éprouve du bien-être en sortant du milieu sulfuré ; il respire avec plus d'ampleur ; un tiers de ceux que j'ai questionnés avaient, après quelques instants, la sensation que produit sur le point enflammé une substance émolliente ; quelquefois la toux cède immédiatement, et ce n'est point la séance prolongée qui soulage le plus.

Si la toux est fréquente et sèche, s'il y a de l'ardeur à la gorge, nous préférons les salles tièdes, au moins comme préparation et pour combattre l'acuité.

Nous envoyons aux salles froides les malades qui n'ont pas d'irritation, les catarrheux exempts de fièvre ou d'état aigu, les asthmatiques, les tuberculeux, enfin, tous ceux qui peuvent les supporter ou qui redoutent la chaleur de l'étuve et la transpiration.

L'inhalation plus facile est plus salutaire le matin, on s'y trouve moins bien dans l'intervalle des repas, après un exercice et dans toutes les circonstances qui activent la circulation. L'air des salles contient le soir moins d'oxygène et beaucoup d'acide carbonique ; alors une moindre séance amène la fatigue et les douleurs de tête.

Quand on a fréquenté l'inhalation quinze ou vingt jours, les crachats ont une réaction franchement alcaline et contiennent une quantité de soufre appréciable (Rotureau) ; le soufre, déposé en molécules sur la muqueuse, subit des transformations, il passe dans l'urine à l'état de sulfate; l'hydrogène sulfuré se retrouve dans les crachats, la sueur et l'air expiré.

L'utilité du sulfureux ne saurait être contestée dans l'herpétisme et les maladies chroniques du poumon; mais si l'eau prise en bains et en boisson modifie heureusement la muqueuse aérienne, qu'elle n'est pas son efficacité quand le principe actif arrive directement sur la partie souffrante? Les salles d'inhalation, dans un temps peu éloigné, absorberont l'importance des eaux sulfurées pour la médication des pulmonies.

Au même point de vue, l'appareil de Sales-Girons nous semblait un progrès ; il réduit l'eau sulfureuse à une extrême division. Mais que devient cette eau? Nous savions, par M. François, qu'elle se désulfure dans une proportion de 40 pour 100, d'après M. Réveil, et se charge de vapeur en perdant son oxygène. L'eau Bonne pulvérisée se refroidit et n'a plus qu'un tiers de son acide sulfhydrique. Le poudroiement doit être sans effet, suivant M. Briau, parce que le larynx ne reçoit pas les liquides irritants, les réactifs n'accusant point le soufre dans les poumons. D'autre part, les conclusions de M. Demarquay ne laissent aucun doute sur la pénétration de l'eau pulvérisée ni sur la conservation de ses propriétés. Le docteur Champouillon reconnaît qu'elle pénètre au moyen de certaines manœuvres : ouvrir l bouche, avancer la langue en l'abaissant, renverser l tête en arrière, faire de lentes et profondes inspirations, 2° que le liquide pulvérisé s'altère et se refroidit au poin que l'eau chaude ne fournit jamais qu'une poussière froide ; 3° que l'eau pulvérisée provoque ordinairement la toux, le coryza, l'angine, l'hémoptysie ; que la plupart des animaux soumis à cette action succombent en deux jours à la pleuro-pneumonie... On a peut-être exagéré l'importance du poudroiement ; il faut souvent renoncer aux inventions pour s'en tenir aux éléments que fournit la nature ; le nombre des instruments atteste moins la puissance de l'art que les efforts de l'industrie.

2° Inhalations chaudes. — Quelques rhumatisants, pour se débarrasser de l'aphonie, aspiraient à l'ouverture pratiquée dans la porte des douches. Telle fut l'origine de ces étuves où la vapeur est ménagée pour obtenir tous les degrés voulus.

Si l'aspiration froide est sans danger, il n'en est pas toujours ainsi des chaudes, sur lesquelles il convient d'édifier les médecins et les malades qui en abusent. Établissons d'abord une sérieuse distinction entre les tièdes et les chaudes ; disons surtout que les bienfaits de l'inhalation ne sont pas proportionnés à leur température.

Dans l'inhalation chaude il faut considérer la vapeur d'eau, sans compter beaucoup sur le soufre qui disparaît en grande partie ; c'est pourquoi on a mis dans l'étuve un petit jet d'eau froide sulfureuse ; 2° l'air y est dilaté, un peu désoxygéné, par conséquent moins propre à la respiration; 3° la vapeur agissant sur la muqueuse et sur la peau, l'attention est nécessaire pour diriger un malade faible, pour graduer la chaleur de l'inhalation sous peine de l'appliquer à contre-sens.

L'inhalation chaude ou sudatorium est le bain de vapeur ordinaire avec un peu d'hydrogène sulfuré; la vapeur est à 40, 45 et 50 degrés comme au Mont-Dore; le malade, vêtu légèrement, passe vingt-cinq à trente minutes dans ce bain; il transpire abondamment, puis il se fait porter dans un lit chaud pour achever la sudation qui se prolonge quelquefois beaucoup et qu'il faut surveiller; elle brise les forces et peut congestionner les poumons ou la tête ; il est facile de prévoir ce qui en résulterait pour un phthisique.

Le sudatorium est une prompte et sûre médication pour les hommes vigoureux qui peuvent opposer assez de résistance à l'effet du calorique et des sueurs; il combat l'herpétisme et l'arthrite rhumatismale ou goutteuse, les affections de la muqueuse ou de la peau, l'œdème sans lésion anatomique ; il ne réussit pas aux personnes amaigries, qui ne transpirent pas impunément ou qui sont oppressées; on le défend toutes les fois qu'il existe de l'engouement ou un travail hétérogène dans le poumon; il serait dangereux de se tromper à cet égard; la congestion pulmonaire est d'autant plus menaçante qu'il y a moins de vitalité.

Les malades affaiblis seraient vite épuisés par la chaleur et le vide relatif qui gêne la respiration; il faut donc en éloigner ceux qui ont des palpitations ou des hémoptysies.

Les malades soumis à l'inhalation chaude sont sensibles au froid et redoutent les courants d'air ; ils devron se faire transporter, même en sortant du tepidarium, toutes les fois qu'il pleut quand la sueur est provoquée il serait bon que le linge ordinaire fût remplacé par l flanelle.

Les étuves sont bien moins fréquentées à mesure qu la clientèle d'Allevard se dessine plus nettement.

Dans l'inhalation tiède ou tepidarium, la chaleur n'e guère plus élevée que celle d'une chambre ; l'air en e doux, faiblement imprégné de vapeur, et ne fatigue poi ou ne cherche pas à transpirer, seulement un mante de bain préserve de l'humidité.

Le tepidarium s'adresse à la bronchite aiguë, à l'e rouement, l'aphonie, le coryza ; je l'emploie dès que toux, la douleur ou la sécheresse de la gorge se fo sentir, et je complète son action par un bain de pied.

Presque toujours, le malade atteint de laryngite soulagé par cette inhalation ; la vapeur, en humect les bronches, calme la toux, modère la cuisson, et calme n'est point balancé par l'inconvénient des aspi tions chaudes ; elle enraye la bronchite qui débute, dispose à supporter les inhalations froides qui ont p d'efficacité. Quelques jours ont suffi cette année p guérir une malade complétement privée de voix dep deux ans.

Au delà de 28 ou 30 degrés, la vapeur excite la flux

de la muqueuse et de la peau, et, plus tard, un affaissement très-marqué chez les personnes faibles. Cette médication toute-puissante pour certains cas ne saurait convenir aux pulmonies; par malheur, les malades s'efforcent quelquefois de supporter une chaleur plus élevée que ne comporte leur état, et se plongent volontiers dans l'atmosphère qui provoque la sueur, des vertiges, des congestions.... Alors même qu'ils ne souffrent point dans le moment, ils s'en trouvent plus mal après. Je me souviens d'une jeune dame qui fut prise de syncope dans l'étuve, et l'accident n'était point rare il y a quelques années.

3° Bains. — Le bain, qui fait partie de l'hygiène, est en thérapeutique une ressource précieuse; il est peu de malades qui n'y trouvent du bien-être; il produit sur l'organisme des effets que nul autre moyen ne réalise, et tient aux médications émolliente, sédative, tonique, antispasmodique, révulsive, etc. « Le bain, dit Hufeland, écarte un grand nombre de maladies, fortifie les constitutions, et peut enfin prolonger la vie. »

Les anciens, qui estimaient la propreté à l'égal d'une vertu, pratiquaient de fréquentes ablutions dans le fleuve ou le torrent; aux bains frais succédèrent les thermes qui, peu à peu, s'éloignèrent de leur but, en devenant une école de mollesse, et perdirent leur importance quand l'usage du linge se répandit. La société moderne n'a plus le temps de se baigner; il est vrai que les établissements n'ont jamais été plus nombreux, mais ils n'ont qu'une saison, et, sans doute, les lotions hygiéniques diminueraient beaucoup les bains médicinaux.

Le bain nettoie la peau, l'assouplit et la rend perméable; il entraîne les débris qui gênent les fonctions; il apaise la chaleur et facilite la circulation. Le liquide qui imbibe et gonfle l'épiderme est absorbé en petite quantité, au moins dans l'état normal, car les infiltrations augmentent quand la peau a perdu son ressort. (Dr Turck.)

L'absorption de l'eau minérale est plus sensible, la fatigue et la pression barométrique la favorisent, elle est à peu près nulle au moment de la transpiration. Après un bain à 32 degrés, on retrouve dans l'urine la trace des corps solubles qui étaient en suspension, mais l'épiderme reste fermé à certaines substances plus actives, comme l'iode, et le chlorate de potasse, le sulfate de fer, etc.; les principes colorants de la rhubarbe ne sont pas absorbés après deux heures d'immersion; il n'en passe pas un atome dans l'urine, on les retrouve quand ils sont introduits par une autre voie. L'atropine, la di gitaline et les autres poisons végétaux ne sont pas plu soumis à l'absorption; le docteur Berne s'en assure e plongeant de petits animaux dans une solution concen trée de strychnine.

L'urine est claire après le bain tiède; alors même qu son augmentation n'est pas sensible, elle est plus dense et la proportion de l'urée diminue quand la transpira tion élimine une partie du liquide absorbé. En général on voit changer sa réaction; elle est neutre ou alcalin alors qu'elle était acide; on la trouve plus souvent acid après les bains alcalins. La quantité d'urine est relative à l'absorption, à la pression du liquide, à l'abaissement du mouvement circulatoire.

1° Le bain sulfureux est un mode complet d'inhalation, il donne la vapeur qui manque à l'aspiration froide, et l'hydrogène sulfuré que la chaude a perdu. Toutefois, la peau absorbant peu de principes sulfureux, la plupart de ses effets sont ceux du bain ordinaire et dépendent surtout de la chaleur.

Le bain sulfureux excite, quand il est chaud, il produit sur l'économie, et plus encore sur la partie lésée, un surcroît de vitalité qui rajeunit les affections susceptibles de guérir par la stimulation. Pour ce motif, le bain chaud ne convient pas, tant qu'il reste de l'acuité, de la pléthore ou de la fièvre; l'excitation qu'il produit est suivie d'un affaissement proportionné à la faiblesse du malade.

On ne pourrait fixer d'avance ni le nombre des bains ni la température, car la sensibilité varie suivant le temps et l'état de la peau. Tous les convalescents, les sujets faibles ou nerveux, trouveraient froid un bain trop chaud pour les personnes fortes ou grasses. Il est des jours où nous sommes trompés sur la chaleur de l'eau, le thermomètre indiquant un degré qui n'est pas apprécié; il faut s'en rapporter encore plus à la sensation qu'à l'instrument, et ne prendre jamais un bain sans le toucher.

1° Le bain chaud (40 à 45 degrés) détermine une rubéfaction générale, une congestion très-active des capillaires cutanés, il est donc révulsif, à très-large surface; mais, en raison de son énergie, on ne peut guère l'employer qu'aux membres inférieurs.

2° Le bain chaud (36 à 40 degrés) rougit la peau, l'injecte et la couvre de sueur; il active la circulation et, secondairement, tous les actes sécréteurs; il imprime aux humeurs une force d'expansion qui congestionne les téguments, le cœur, les poumons et le cerveau. Quelquefois il faut prévenir le vertige avec l'eau froide ou le pédiluve. On peut ainsi détourner un mouvement fluxionnaire; mais l'eau étant plus chaude que le sang, à la poussée succède un effort contraire, et l'action définitive est l'affaiblissement. Ce bain laisse de l'oppression, de la céphalalgie, de la fatigue, des rêvasseries; en déprimant la calorification, il épuise les malades qui ne peuvent pas fournir à la dépense des sueurs.

Le bain chaud, dans lequel il faut toujours considérer le soufre, convient aux sujets vigoureux qui ne redoutent point les congestions, aux scrofuleux, aux lymphatiques atteints d'engorgements, de vieilles plaies, de maladies des os qui cèdent mieux à la chaleur qu'au soufre; il réussit aux rhumatismes lorsque le cœur et le cerveau ne sont pas compromis.

3° Dans le bain tempéré, 30 à 35 degrés, l'impression est indifférente ou agréable, on peut le prolonger beaucoup plus que les froids et les chauds, il abaisse le pouls et produit une sédation d'autant plus réelle qu'il n'y a pas de réaction, il est donc applicable aux phlegmasies aiguës. Rien ne peut égaler le bien-être qu'on y trouve au moment de la fièvre et dans les affections des organes abdominaux. C'est le seul que l'on peut conseiller aux personnes débilitées.

Nous recevons des malades auxquels on a défendu toute espèce de bains, par exemple, un grand nombre de ceux qui souffrent du larynx; la prudence est ici exagérée, car le bain sulfureux n'affaiblit pas comme les autres, et l'immersion jusqu'à la bouche les soulage ordinairement. Avec des précautions, les malades non sujets à l'oppression se trouvent bien dans l'eau; il suffit d'obtenir la chaleur convenable et d'éviter le froid. Pour ceux qui sont oppressés, on a toujours la ressource des demi-bains.

Nous avons constaté qu'un bain à 35 degrés, la chambre étant à 25, se refroidit à peine d'un degré pendant une heure.

4° Avec une température inférieure à celle du sang, le bain tiède, 25 à 30 degrés, donne une sensation de fraîcheur et d'énergie; c'est celui qui réussit le mieux dans toutes les maladies chroniques de l'utérus, l'hystérie, les névralgies, certains troubles menstruels, etc.

5° Le bain frais, 20 à 25 degrés, soutire plus de calorique, et nous laisse une impression de froid et de vigueur. Il calme quand il dure peu; si on veut le prolonger, il tonifie, resserre et pâlit la peau; il ralentit les mouvements du cœur en augmentant l'urine et les autres sécrétions. Ce bain peut modifier les tempéraments lymphatiques ou scrofuleux; on le prescrit aux enfants pâles, chétifs, peu développés, aux femmes impressionnables affaiblies par les pertes, l'irrégularité de la menstruation, par la vie sédentaire et factice des villes. Il ne s'accorde pas avec la médication sulfureuse et ne trouve guère d'application dans le catarrhe pulmonaire (1).

Il est très-essentiel de surveiller l'action des bains, surtout quand il s'agit d'une affection de la poitrine. Peu de malades en prendraient utilement plus de 20 ou 25; il faut souvent les suspendre ou les réduire. Les pulmoniques se baignent peu; mais, quand ils supportent bien la pression du liquide, ils y trouvent une sensation de bien-être qui fait tomber le pouls et dispose au sommeil.

La promenade est ordonnée après le bain de mer ou de rivière, mais ici nous devons chercher la sédation; l'exercice amène une perturbation générale et met la peau dans un état de turgescence qui augmente dans l'eau chaude et repousse l'absorption. Après un bain, la fatigue excite la sueur et déprime les forces, tandis que l'air contrarie l'expansion des humeurs et crispe les téguments devenus plus sensibles. Une transition lente est nécessaire après le bain; il est bon que ses effets se prolongent, s'épuisent au repos; on ne doit pas sortir avant que la moiteur soit dissipée. Pour ces motifs et pour assurer la tolérance du traitement, je ne pres-

(1) En prescrivant ce bain, il importe beaucoup de limiter le temps; la résistance est incertaine chez les vieillards et les enfants; on doit leur éviter toute espèce de fatigue; il pourrait en résulter une hyposthénie sans ressource, une fluxion vers l'organe affecté.

cris jamais une série de bains sans conseiller le lit, au moins la position horizontale.

Il n'est pas avantageux de mitiger le bain, si ce n'est pour les sujets disposés aux maladies du cœur, auxquels conviennent beaucoup mieux les demi-bains. En les affaiblissant vous prévenez une douteuse excitation, mais vous atténuez l'action du soufre : on pense moins à corriger les eaux quand on étudie mieux les besoins du malade, quand on règle l'hygiène et la médication. Toutefois pour les dartreux il n'est pas indifférent de se plonger dans l'eau pure ou mélangée, dans l'eau tiède ou l'eau chaude, suivant qu'on se propose la sédation ou la poussée. L'eau douce convient seule dans l'état aigu ; si la peau est irritée, la chaleur et la sulfuration modifient plus sûrement les maladies chroniques.

L'acide sulfhydrique étant anesthésique à faible dose, le bain sulfureux est plus facile à supporter que le bain simple, il est rare qu'il n'ait pas un bon effet quand on s'y trouve bien ; on peut donc en user pour combattre les maladies chroniques indolentes, et, pour juger de ce moyen, il suffit de considérer les cures obtenues dans les stations où la richesse minérale est compensée par l'abondance et la thermalité. Ces sources très-recommandables sont condamnées par leur faiblesse à la longueur des applications, et nulle part on ne réussit mieux.

L'eau prise tout d'abord avec le bain peut donner trop d'excitation. Si le malade éprouve encore la fatigue du voyage, il vaut mieux arriver graduellemeut à l'ensemble des moyens, après avoir apaisé l'éréthisme nerveux et rétabli les fonctions de la peau.

Les asthmatiques et les baigneurs atteints de palpitations doivent se mettre au bain lentement pour subir peu à peu la pression du liquide; pour cela, rester quelques instants sur le bord de la baignoire, les pieds pendants sous le jet chaud, s'immerger peu à peu jusqu'à la base de la poitrine, s'arrêter quand l'oppression est imminente, et se tenir au niveau qui laisse à la respiration toute sa liberté. On peut encore fixer la tête au bord de la baignoire et soutenir le poids du corps à moitié flottant; mais c'est plutôt par le bain de siége ou le demi-bain qu'ils doivent commencer. Il produit une lente révulsion, en épargnant aux organes pectoraux la pression douloureuse opérée par un milieu trop dense.

Pour prendre un bain dans les meilleures conditions, le malade se lève de bonne heure; vêtu de laine, il se fait porter, ou bien il sort enveloppé, la bouche et le nez couverts pour éviter l'air du matin; il quitte ses vêtements, et, s'il est sensible au froid, garde son gilet de flanelle; il s'assied sur la baignoire pour détourner la congestion de la poitrine ou de la tête et reconnaître le degré de chaleur; il se place doucement et s'arrête au point où il respire librement. Cela fait, on couvre la baignoire en laissant un espace qui permet d'aspirer la vapeur et les gaz; il se livre à quelques mouvements de massage et de friction avec un sac de son ou une éponge; il entretient la fraîcheur à la tête, il peut boire une petite quantité d'eau, et prolonge le bain suivant l'indication.

En le quittant, il se fait bien sécher avec un linge chaud recouvert de flanelle et s'habille promptement ; au besoin il prend un pédiluve, se fait reporter dans un lit chaud et se couvre sans chercher à transpirer. Après une heure de sommeil ou de repos il se lève ; mais, avant de quitter sa chambre, il s'habitue à la températnre extérieure ; enfin, durant le jour, il évite la fatigue, les courants d'air et tout ce qui peut arrêter le mouvement vers la périphérie. On sèche mieux avec un peignoir de flanelle, comme à Lyon, la seule ville où l'on comprenne la sortie du bain. Que de rhumes on éviterait pendant l'hiver avec des précautions !

Le bain, qui calme et fortifie, peut avoir un effet contraire s'il est trop chaud, trop prolongé ; le malade épuisé se réchauffe avec peine, sa démarche est mal assurée, il manque de réaction. La prudence veut donc que la température soit mesurée aux forces du baigneur, aux efforts qu'il peut supporter dans un but thérapeutique ; mieux vaudrait se tenir en deçà que de le dépasser.

Le bain finit par exciter ; on rencontre des susceptibilités qu'on ne peut vaincre, mais les malades qui se couchent après le bain n'ont jamais la voix rauque, s'enrhument peu, supportent mieux le traitement, et ne sont point fatigués au retour. Les personnes débilitées, les enfants, les vieillards sentent plus le besoin de repos ; l'indication est absolue quand le temps se refroidit, quand on a de la faiblesse dans les jambes, de la céphalalgie ou de l'agitation.

Bains prolongés. — L'emploi du bain prolongé n'est pas commun; cependant l'effet du bain étant jusqu'à un certain point relatif à sa durée, il est de toutes les médications la plus antiphlogistique ; en abaissant le pouls, il donne la sensation qu'une partie frappée d'inflammation éprouve dans l'eau tiède; il serait indiqué dans le cours des maladies chronique des glandes et des os, des téguments, de la vessie ; dans les engorgements strumeux, lymphatiques ou goutteux, l'arthrite et le rhumatisme. L'immersion prolongée calme la dysurie et les douleurs lombaires, on la prescrit dans le catarrhe vésical, l'incontinence, l'hématurie; on rend l'eau alcaline pour les goutteux, on ajoute du sel marin quand il s'agit de lymphatisme.

Demi-bain. — Le demi-bain que l'on néglige trop, remplit une indication très-commune à Allevard ; un grand nombre de malades ne pourraient pas se plonger dans l'eau chaude sans s'exposer à l'oppression, à la toux, aux fluxions vers la poitrine. Les asthmatiques sont mieux dans le demi-bain qui, évitant la pression du thorax, ramène la chaleur vers le bassin et les extrémités. Il est utile aux femmes pâles, mal réglées, en dirigeant vers l'utérus l'effort du sang qui se portait à la tête ou aux poumons, surtout après une suppression ; il est sans inconvénient pour les baigneurs qui éprouvent des palpitations.

Bain de siége. — Le bain de siége ne remplace point le demi-bain ; il exige une position très-incommode qui engourdit les jambes et mouille les vêtements. A la température de l'eau froide, il trouve son emploi dans certaines hémorrhagies par anémie ou par faiblesse.

Bain de pieds. — Le pédiluve sulfureux intervient avec fruit dans le traitement des maladies chroniques ; il est bien préférable, ou vient en aide aux bains quand le temps se refroidit, quand il y a de la toux, de l'oppression, des phénomènes cérébraux ; en ramenant la chaleur aux extrémités, il fait cesser une indisposition fréquente chez les catarrheux et prévient les fluxions. Il délasse et dissipe la céphalalgie occasionnée par la chaleur, le bain, la douche, l'inhalation; il n'est pas toujours sans inconvénient chez les femmes, car il peut augmenter, avancer, prolonger les fonctions périodiques.

Le pédiluve est en général plus rationnel après qu'avant le bain. Le préventif, quand il n'a pas d'indication précise, est inutile et ne dispense pas de celui qui serait nécessaire après le bain ; quelquefois il est pris légèrement et produit un résultat contraire à celui qu'on se propose. Émollient quand il est tiède, s'il est trop chaud, il réagit par un effet comparable à l'ébullition, par un accroissement de chaleur générale, une excitation qui se propage à l'organe faible, aussi bien des malades ont des céphalalgies, des sueurs ou des troubles nerveux qu'ils pourraient éviter ; on l'accuse d'altérer la vue, de fatiguer la tête, etc., avec l'eau tempérée, on attire vers les pieds une fluxion qui dure plus longtemps et n'agit point sur la circulation. L'immersion doit finir quand la moiteur est déclarée ; mais il est bon de laisser le malade au repos avant de l'exposer à l'air, sous peine de provoquer la fluxion qu'il faut détourner. Les médecins du Nord redoutent plus que nous l'impression du froid après un pédiluve et le donnent avant le coucher. C'est une bonne précaution qui perd son but durant l'été.

Le froid des extrémités accuse la faiblesse, le défaut de circulation, l'imminence d'une fluxion ou de la fièvre. On ne voit guère en hiver un catarrheux qui n'ait les pieds froids ; ce n'est pas seulement une souffrance, mais encore un obstacle à la guérison ; dans ce cas on peut donner chaque jour un pédiluve, en prolongeant son action par la flanelle, les frictions d'alcool camphré, par un mélange de chaux et de sel ammoniac, ou bien par la chaleur du lit. Je ne sais pas de meilleur moyen contre la toux et l'insomnie qui sont les résultats du froid.

Bains aromatiques. — Le bain aromatique est peut-être celui qu'on supporte le mieux, il exhale un parfum des champs, une senteur vivifiante et antispasmodique.

La sédation qu'il détermine laisse à la peau de la souplesse, aux membres de l'agilité. On jouit après le bain d'une sorte de calme et de fraîcheur qui repose du traitement et permet de le poursuivre. On ferait un chapitre en rapportant les expressions dont se servent les baigneurs pour marquer leur bien-être. Ce bain peut apaiser l'agacement, l'état nerveux et les douleurs lombaires, il combat la faiblesse des convalescents et rend quelque service dans les pertes nocturnes, le *delirium tremens* et la chorée. J'ai sous les yeux des enfants qui lui doivent la guérison du rachitisme, leur croissance, et la rectitude de leur taille ; on s'en étonne peu quand on pense au rôle des centres nerveux dans l'ostéogenèse.

Je n'établis aucune comparaison entre les bains sulfureux et les aromatiques, mais les premiers excitent quelquefois. Eh bien ! si le baigneur est fatigué, s'il a perdu le sommeil et l'appétit, je trouverai plus d'avantage au bain d'aromates qu'au repos, à la perte du temps. Toutefois la dose de 500 grammes qui suffit pour un grand bain ne convient point à tous les âges ni à toutes les constitutions, il faut souvent la réduire de moitié. Le bain aromatique se modifie suivant l'indication : le tilleul ou les feuilles d'oranger le rendent plus sédatif ; on en prépare avec le son, la mauve, la laitue, le pavot, etc. ; la décoction aromatique est faite avec le thym, le romarin, le baume, la sarriette, la lavande, le serpolet, l'origan, la sauge, la mélisse, la menthe.

4° DOUCHES. — La douche est un moyen perturbateur dont les effets complexes tiennent des médications dérivative, stimulante, résolutive ; elle se prête à des applications très-variées, par rapport au jet du liquide, à sa chaleur, à sa durée ; elle est le plus puissant auxiliaire de l'hydrothérapie, et comme le dernier terme auquel arrivent les baigneurs qui ont assez de résistance pour passer impunément d'une excitation vive à l'état de prostration, par conséquent, la pratique est délicate et l'erreur dangereuse ; il n'est point facile de prévoir, d'un côté l'orage circulatoire excité par la douche, et de l'autre l'hyposthénie qui pourra succéder à la transpiration.

L'eau contient une si grande proportion d'hydrogène sulfuré que les doucheurs ont quelquefois la mite, accident qui n'est signalé ni à Luchon, ni à Baréges, mais le soufre est secondaire pour la douche, et la chaleur vient en première ligne. Le résultat dépend beaucoup de la manœuvre aidée par les frictions, le massage, la percussion. La différence est bien sensible entre deux douches qui sont inégalement administrées, et pour savoir jusqu'où peuvent aller la patience et l'habileté d'un doucheur exercé, il suffit de rappeler les effets qu'un rebouteur obtient du maniement aveugle mais prolongé d'une surface articulaire. Le massage auquel nous donnons une grande valeur, appelle à volonté la chaleur et la fluxion, jusqu'à masquer l'impression du choc et la douleur. Le massage entretient peut-être un échange d'électricité, une action magnétique; on sait avec quelle facilité le contact de la main ou les frictions apaisent la douleur, les crampes, les névralgies, etc.

La douche chaude congestionne les téguments et donne à la circulation sa plus grande énergie; elle provoque la sueur, et par suite une sédation proportionnée aux pertes éprouvées. Rien n'est plus propre à résoudre un engorgement, détourner une fluxion, en un mot à réaliser la médication dérivative.

La douche congestionne-t-elle le cerveau ? la fièvre qu'elle suscite pourrait s'étendre à l'organe faible, mais l'encéphale participe d'autant moins à la crise momentanée qu'il est facile de diriger sur d'autres points tous les efforts du jet, de la chaleur et du massage. La douche n'est donc pas une cause d'apoplexie et me semble préservative; le danger viendrait plutôt d'un excès de chaleur, que l'on peut éviter. J'ai vu doucher à Aix des sujets apoplectiques et je n'ai pas de raison pour le blâmer; on traite par la douche les accidents qui sont la suite des congestions vers le cerveau, même quand l'état du cœur contre-indique les eaux plus sulfureuses que thermales : c'est l'avantage des eaux d'Aix.

La température de la douche est de 40 à 45 et 48°, on ne la dépasse guère que pour les hommes vigoureux peu irritables, non sujets aux palpitations, aux congestions, et qui peuvent transpirer sans préjudice. Le jet chaud serait pénible ou dangereux chez les personnes faibles, pour lesquelles nous préférons la douche sans vapeur.

Les baigneurs d'Allevard sont à demi couchés sur un plan incliné pour recevoir la douche; cette situation est la meilleure pour relâcher les muscles, varier les attitudes, se prêter aux manœuvres de la douche, mais pour la liberté du doucheur et du malade, le banc devrait être plus haut, plus écarté de la muraille; enfin le siége qu'on emploie souvent à Aix est préférable quand la position verticale est exigée. Je voudrais que le malade fût douché les pieds sur une brique ou dans l'eau chaude, et qu'il eût deux serviteurs; tout cela est facile parce que le personnel est excellent.

On ne douche qu'une fois par jour, et le matin; il serait possible de donner des douches à toute heure, en mesurant leur puissance et leur nombre à la nature de l'affection et aux forces du malade. J'ai fait doucher deux fois par jour; mais on hésite à quitter la routine générale. Dans un travail retrouvé par le docteur Lacour, Pauthot, doyen de Lyon, écrivait en 1700 : « L'occasion » d'aller à la douche souvent est de guérir plus par» faitement; d'où la convenance de peu suer, afin de » pouvoir, sans exciter la fièvre et l'altération, réitérer » le moyen. A cinq heures du soir, on soupe légèrement, » on trempe bien son vin, et, à neuf heures, on retourne » à la douche, qui est la bonne et plus utile, car on » conserve toute la nuit cet esprit balsamique qui se dis» sipe durant le jour, quand on est levé et qu'on agit. » « Il attribue à la douche répétée sa propre guérison » d'une hémiplégie en dix jours. » (Citation du docteur Guillaud.)

Le bain est pour la douche un adjuvant; ils peuvent marcher de front toutes les fois qu'on veut donner à la médication l'énergie qu'elle comporte. Le plus souvent c'est la douche qui précède le bain; je préfère un ordre inverse. Pour donner la douche en premier lieu, on dit que l'excitation de la peau se calme dans le bain, mais c'est bien l'excitation qu'on recherche et qu'on entretient pendant une heure au moyen des sueurs.

Le malade est dans un état violent quand il sort de la douche, il a de la fièvre et de la soif, il respire avec peine; il craint d'être asphyxié sous les couvertures qui servent à l'emmaillotter, au risque de fluxionner la poitrine et le cerveau. Cette opération doit être surveillée quand il est faible; on prescrit une infusion chaude, si la transpiration s'établit avec peine, si les forces ne suffisent point à la déperdition.

Le douché conserve tout le jour une susceptibilité qui lui fait redouter l'impression de l'air; il devra se vêtir chaudement, se coucher de bonne heure et demander au repos de la nuit le complément de la médication.

Si l'on fait après la douche un exercice violent, ce n'est plus la peau seule qui est excitée, mais l'organisme entier, et ce trouble général pourrait bien favoriser la congestion qu'il fallait détourner.

La douche anémise quelquefois le cerveau par la révulsion qui se fait à l'extérieur; c'est la cause de l'asthénie que l'on observe chez les sujets dont les capillaires s'injectent facilement.

Il faut une grande attention pour ordonner une série de douches; la première est bien supportée quand elle est faible, mais pour peu qu'elle soit chaude, elle brise les forces pendant plusieurs jours. La tolérance, qui est facile par un temps frais, exige plus de repos au milieu de l'été; à moins d'une indication particulière, il est bon de commencer avec peu de chaleur et de connaître les effets de la première douche avant de prescrire la seconde; on modère, ou supprime la vapeur quand le malade en est incommodé; il est possible d'augmenter la puissance du jet, de préserver la tête, en maintenant les pieds sur une brique chaude ou dans un pédiluve.

La douche, qui fortifie quand elle est modérée, n'est pas toujours praticable chez les enfants; on rencontre de plus certaines répugnances qui doivent être respectées. On s'abstient s'il y a de la fièvre; un malade oppressé, affaibli; émacié, ne supporterait pas des sueurs abondantes; chez les femmes irritables, la douche réveillerait l'état nerveux, les palpitations; quelquefois il convient d'éviter la région lombaire; la réserve est recommandée à l'égard des jeunes gens disposés à la phthisie. Les précautions ne sont pas moins utiles dans un âge avancé, cependant la vitalité diminue chez les vieillards, et le poumon, sans arriver à l'inertie, est peu sensible, les sympathies qui le liaient aux autres appareils sont moins étroites, il supporte une excavation comme le sein ou l'utérus tolèrent un cancer après l'âge critique.

La douche générale combat le rhumatisme, l'arthrite, les maladies chroniques étrangères au cœur et aux vaisseaux; dans l'asthme, dans l'angine, on dirige le jet sur le cou, le rachis, les épaules; on peut agir sur le siége du mal quand il est indolent; il faut s'éloigner du foie, du cœur, de la poitrine, de l'abdomen, de tous les points qui sont douloureux; la douche est dangereuse quand la tuberculisation est imminente; dans tous les cas le massage et les frictions peuvent être pratiqués sur toutes les surfaces.

Tant que dure l'état aigu, on fait bien de porter la douche un peu loin de la partie souffrante; mais, si le mal devient chronique, il est plus avantageux de rallier son siége ou d'activer la circulation sous-cutanée.

On demande à la douche l'excitation directe ou bien

la révulsion; la première, dans des engorgements lymphatiques du tissu cellulaire et de la peau, des articulations, des glandes, plus rarement des viscères abdominaux; la seconde, quand on veut rappeler le sang vers les extrémités.

Pour obtenir les meilleurs effets d'une douche, il est des précautions qui n'échapperont pas au médecin : Être à jeun et sans fièvre, préluder par un bain, constater que le cabinet n'est pas froid, n'est pas trop chaud, que l'air n'y manque point, que la vapeur est supportable et le liquide au degré convenu; graduer le volume et la force du jet, le diriger tout d'abord sur les pieds, y concentrer plus de chaleur, le réduire en allant vers le tronc et la tête, et varier la direction de la douche; aider l'opération par les frictions, le massage et la percussion; épuiser l'eau sur les membres inférieurs; se faire sécher promptement avec du linge chaud recouvert de flanelle, en ayant soin de ne pas charger la tête; se faire transporter dans un lit chaud, transpirer une demi-heure, plus ou moins, suivant l'indication, et dormir, si c'est possible; alléger peu à peu les couvertures, se découvrir lentement pour s'habiller, et passer graduellement à l'air extérieur. Il est rarement utile de provoquer ces sueurs abondantes que recherchent les baigneurs, et dont le bénéfice est au moins incertain; il faut noter que la partie douchée conserve la chaleur pendant toute la journée.

Douche locale. — Pour la douche locale, on a percé les portes des cabinets à des hauteurs correspondant aux membres qu'on veut doucher ; il y a des ouvertures pratiquées en face du malade assis, pour lui faire aspirer la vapeur; mieux vaut, dans tous les cas, opérer dans la douche en couvrant les parties qui doivent être préservées.

On fait impunément tomber un jet de 45 ou 50 degrés sur les pieds et les mains des asthmatiques, des catarrheux, des personnes irritables ; on le fait pour l'engorgement chronique rhumatismal des articulations, les tumeurs blanches, les contractures; dans l'angine, la bronchite, l'aphonie, même chez les malades atteints d'hypertrophie du cœur qui ne peuvent respirer la vapeur d'une étuve, parce qu'il en résulterait de l'oppression avec une perte de force excessive et sans profit.

Cette douche excite la transpiration locale sans congestionner la poitrine ou le cerveau ; elle guérit une indisposition pénible et fort commune aux maladies des organes respirateurs, le froid des extrémités ; il n'est pas de moyen plus certain de réchauffer les pieds, de ranimer la circulation des capillaires sous-cutanés dans l'asthme et le catarrhe, la chlorose, la céphalalgie, les affections chroniques de la gorge ou du larynx qui demandent la révulsion, dans les états nerveux qui entravent souvent la calorification. Nous avons vu se conserver pendant deux jours la chaleur provoquée sur les pieds par la douche locale avec massage.

Il n'est pas rare que la disposition à s'enrhumer, que le retour de la bronchite, coïncident avec la suppression de sueurs qui semblent être la condition de la santé. C'est le cas où la douche locale est le mieux indiquée.

Dirigée sur les jambes, sur les lombes, les aînes, le périnée, la douche est un des moyens les plus propres à ramener les fonctions périodiques.

Douches de vapeur. — La douche de vapeur se prend dans les étuves où le siége du mal est exposé sur une caisse aux bouches de la vapeur que l'on dirige à volonté. On l'applique à distance, ou bien directement, à la poitrine, à l'épigastre, sur les articulations; autour du cou pour l'aphonie, les affections du larynx et de la gorge; elle aide à la résolution des tumeurs blanches, de l'arthrite, du rhumatisme, des roideurs articulaires, des engorgements abdominaux ou glandulaires. Le docteur Rigollot cite la guérison d'un ouvrier mécanicien qui portait depuis trois ans au genou gauche une hydarthrose pour laquelle on ne voyait que la ressource de l'amputation.

Douche écossaise. — Cette douche, qui emploie successivement le jet froid et le jet chaud, permet de graduer, d'augmenter la température et la force de l'eau, de varier, de prolonger ses applications, de les faire tolérer; l'alternance des jets tonifie autrement que la douche ordinaire, elle active sans violence et sans effort le mouvement circulatoire; elle accroît la résistance de la peau sans laisser aucune fatigue : les deux effets semblent se modérer, se soutiennent mutuellement; ainsi la douche écossaise est une sorte de moyen terme qui n'a pas plus l'action propre du froid que celle de la chaleur; on ne peut l'employer ni pour tous les sujets ni dans toutes les maladies.

Bien que ses indications ne soient pas nettement définies, on la conseille aux sujets faibles dont il faut ménager les sensations, aux jeunes filles lymphatiques trop excitées par la douche ordinaire ou affaiblies par les sueurs; elle doit être préférée quand la partie souffrante est irritée, endolorie par la chaleur, comme dans les névroses, les névralgies; quand on veut tonifier sans chercher une action locale.

Après une douche écossaise, la réaction ne se fait pas, ou se fait au soleil comme après les manœuvres de l'hydrothérapie; toutefois, les sujets débiles gagneraient à se faire transporter dans leur lit quand le temps est humide ou froid.

Douche ascendante. — La douche ascendante, qui distend le rectum, sollicite ses contractions et peut vaincre la constipation. Nous combattons ainsi les pneumatoses, les spasmes intestinaux, la disposition hémorrhoïdaire et les fissures, la chute du rectum, l'atonie des sphincters, l'incontinence après l'opération de la fistule, la paralysie de la vessie, l'engorgement de la prostate et les pertes séminales.

Injections. — Nous avons fait cesser d'anciens écoulements avec l'injection sulfureuse froide, mais on l'aide beaucoup au moyen du bain tiède; les lotions suffisent pour guérir la leucorrhée vaginale ou cervicale, et quelquefois l'érythème du col; il faut qu'un jet continu soit aidé par la position horizontale et le repos, lorsque l'écoulement se lie au lymphatisme, à l'adénite, à l'herpétisme.

Douche gutturale. — La douche gutturale ou faciale est un filet ténu dont on varie l'impulsion et le volume au moyen du robinet; on la reçoit assis ou mieux debout; on la dirige à volonté sur tous les points, vers les yeux, les oreilles, le pharynx et les fosses nasales; un jet faible calme promptement la cuisson de la gorge, tandis qu'en lui donnant toute sa force on excite la douleur et la congestion. La muqueuse irritée ne pouvant supporter le moindre choc, il faut d'abord un filet tiède, et tous les jours plus frais; ce jet doit être assez doux pour effleurer comme un simple lavage, et seulement quelques minutes à la fois; c'est ainsi qu'il soustrait du calorique et produit une sensation de fraîcheur qui persiste; l'injection est mal faite quand elle ne soulage pas : les jours suivants on arrive à l'eau froide, et lorsque la muqueuse la supporte bien, elle échappe à l'action de l'air froid qui occasionne le coryza, l'angine et les rhumes de l'hiver.

C'est seulement pour l'angine chronique, et quand il faut ranimer le ton de la membrane que l'on peut augmenter le jet; il demande plus de force pour pénétrer dans les fosses nasales.

Il serait avantageux de courber le tuyau, de le rendre mobile comme à Aix, pour l'incliner vers le malade, qui souvent est fatigué par la station verticale et la flexion du cou.

On douche utilement les oreilles, les yeux, le nez, la face, pour combattre la blépharite, l'eczéma, la couperose...; on peut encore employer la douche fine dans le bain au moyen d'une caisse à robinet ; ajoutons que pour beaucoup de pharyngites granuleuses, la suppression d'un excitant habituel est une bonne précaution. J'ai obtenu des guérisons inespérées et promptes par la seule privation du tabac.

La douche gutturale réussit dans le coryza, la pharyngite catarrhale ou granuleuse, l'aphonie, l'engorgement tonsillaire, la surdité qui dépend de l'angine. Un malade nous disait qu'après la douche gutturale il avait la sensation d'une pièce neuve appliquée dans son gosier. Nous joignons à ce moyen l'injection dans les fosses nasales avec le reniflement qui constitue le traitement le plus certain du coryza chronique ; le reniflement est une opération désagréable, malsonnante et pénible au début ; il provoque ordinairement un coryza fugace, mais on supporte volontiers, pour se guérir, une gêne momentanée ; il faut d'abord priser l'eau tiède avec lenteur, puis on aspire énergiquement dans le creux de la main, dans un verre, une cuvette ou mieux encore dans le bain.

CHAPITRE IV

BAINS DE PETIT-LAIT.

Le petit-lait, que le docteur Carrière appelle une eau minérale organique, est un médicament variable comme sa composition. Il est faiblement laxatif en raison des sels qu'il contient, cependant il sert à la nourriture des animaux et des bergers; les Allemands le recommandent comme aliment non azoté, dans les cas où l'azote est en excès : celui de vache est plus facile à digérer que ceux de chèvre et de brebis.

Des trois espèces de petit-lait que fournissent les mon tagnes d'Allevard, le plus pur est la coulée du fromage obtenue par l'ébullition au moyen d'un petit-lait que la présure fait aigrir. Lorsque le caséum est recueilli, on passe le liquide à travers un tamis ou un linge qui retient les flocons; il est doux, onctueux, et conserve la saveur laiteuse : c'est celui que l'on boit et qui sert pour les bains. Il arrive encore chaud avec une odeur agréable et un bon goût; cependant il rougit toujours le papier de tournesol. Je doute que l'on trouve ailleurs une meilleure préparation et des bains plus parfaits; leur principal mérite est l'extrême propreté qui permet de les employer deux fois sans inconvénient; la fraude consisterait à les faire avec l'acide sulfurique dont on use pour obtenir un levain de fabrication, et pour extraire tout le caséum du petit-lait qui doit être rejeté; l'emploi de cet acide n'est pas douteux. Un montagnard que j'ai soigné en avait pris une gorgée en croyant boire la goutte.

Le second petit-lait s'obtient avec le même liquide dépouillé d'un fromage plus grossier, le sara, par une seconde ébullition et un mordant (lési) que l'on prépare avec une espèce de galium macéré dans le vinaigre; il est acide au point d'attaquer les baignoires en peu de temps.

Pour le troisième, une forte addition d'acide épuise la coulée de tout principe coagulable; il est âcre, corrosif, d'une odeur repoussante, et complétement impropre à la nourriture des pourceaux.

Le petit-lait se prépare à Salzbruun, en ajoutant au lait du matin un peu de celui de la veille; le mélange est chauffé dans un appareil à vapeur combiné au bain-marie jusqu'à 48 degrés ; alors on enlève le vase et l'on y verse un extrait de présure en proportion déterminée; la caséation, produite en quelques minutes, on passe dans la toile ou le drap pour séparer tous les grumeaux. Le petit-lait reste alcalin ou neutre; il devient promptement acide, mais il est impossible d'avoir toujours un même produit.

Les analyses faites à Allevard, en Suisse, en Allemagne, ne diffèrent point sensiblement :

A VEVAY.

	Vache.	Chèvre.	Brebis.
Lait....................	93,25	93,38	92,0
Matières albumineuses.....	1,0	1,10	2,13
Sucre....................	5,10	4,50	5,10
Graisse..................	0,10	0,37	0,25
Sels, matières extractives...	0,441	0,57	0,58

A SALZBRUUN.

	Vache.	Chèvre.	Brebis.
Lait....................	93,25	93,40	92,10
Matières albumineuses.....	1,10	1,15	2,15
Sucre....................	5,10	4,05	5,05
Graisse..................	0,12	0,38	0,25
Sels, matières extractives...	0,43	0,57	0,45

En Allemagne, on prépare un autre petit-lait, en chauffant à 90 ou 100 degrés le lait additionné d'un excès de pepsine; il en résulte une solution de sucre et de sel de lait, parce que le caséum et les matières albumineuses ont disparu ; ce petit-lait, dépourvu de principe nutritif azoté, trouve son application dans certaines maladies.

Le petit-lait, pris en boisson, tempère l'action de l'eau et celle de la chaleur ; il maintient la liberté du ventre chez les baigneurs excités par le voyage ou le traitement. Il est utile dans l'état bilieux qui peut être réveillé par la sulfuration, dans l'angine, la bronchite, l'aphonie avec laryngite, les affections du cœur, du foie, de la vessie, de l'utérus, les éruptions ramenées par la saison chaude, et je ne doute pas que dans les pulmonies on ne puisse obtenir des résultats heureux avec la cure de petit-lait.

Le bain de petit-lait pur est sédatif, non-seulement de

la peau, mais encore de l'organisme entier, il fait tomber la chaleur et le pouls, il déprime à la façon des antiphlogistiques sans rien ôter aux forces ; en modérant les contractions du cœur, il calme le prurit, la douleur, et laisse du bien-être avec un sentiment de fraîcheur ou de froid général suivant le temps ou la disposition ; souvent la fièvre tombe et la faim se fait sentir. L'hypertrophie du cœur est une des maladies à traiter par ce moyen, cependant la pression du liquide est encore un obstacle dont il faut tenir compte et prévenir.

Bien que le petit-lait n'ait point d'effet particulier, aucun bain ne produit au même degré la sédation, il diminue la chaleur de la peau, ralentit la circulation et fait tomber le pouls plus vite et plus sûrement que l'eau de rivière ; aussi le même bain qui calme promptement les sujets irritables affaiblirait ceux qui manquent de ton ; nous avous vu l'éréthisme nerveux, le spasme, l'hystérie, céder à quelques bains; des femmes tourmentées par l'hyperesthésie des organes ont trouvé le repos, le sommeil, une menstruation exempte de douleur et plus tard ont pu concevoir. Mais quelle médication n'offre pas son incônstance ou son revers? Parmi les malades qui comptaient le plus sur les bains de petit-lait, j'en ai vu qui n'obtenaient d'autres effets que ceux de l'eau tiède, ou qui n'en recevaient aucun soulagement ; j'ai dû en renvoyer au moins deux qui ne pouvaient les supporter.

Le bain de petit-lait, peu connu parmi nous hors d'Allevard, est une sorte de correctif, d'antagoniste de la sulfuration, et comme tous les agents de la thérapeutique, une arme à deux tranchants qu'il faut savoir utiliser; ce sont en général des maladies non tributaires d'Allevard qui la réclament; cependant plusieurs personnes ayant besoin des sulfureux n'ont pu suivre la cure qu'en prenant quelques bains de petit-lait.

En raison même des acides qu'il contient, le second petit-lait agit par la stimulation de la périphérie; il ramène la circulation capillaire sous-cutanée qui languit dans les états chroniques; il excite le prurit, rubéfie légèrement et fait naître une éruption vésiculeuse, quelquefois le premier jour, un peu plus tard quand la peau est affectée de lésions profondes. Plus rarement la stimulation est propagée vers l'estomac; on se tromperait donc en donnant un bain de ce genre aux malades atteints de récentes dermatoses; elles cèdent plus aisément aux bains émollients de son, de mauve, d'amidon ou de lait; pour ce dernier, que nous donnions lorsque le petit-lait faisait défaut, il suffit d'ajouter à l'eau pure 50 litres de bon lait.

CHAPITRE V

INDICATIONS.

Les médecins qui ne voyagent pas veulent être fixés sur la valeur et les applications de chaque source : il faudrait pour cela résoudre des problèmes que le temps éclaircira ; l'hydrologie comporte encore peu de rigueur, et les chiffres statistiques ne donnent pas une grande clarté. Est-il possible de préciser les résultats que l'on peut obtenir de moyens aussi différents que la douche et la boisson, que l'inhalation froide et le bain de vapeur, que le soufre et le petit-lait ? Tout dépend de l'à-propos et de l'inspiration qui n'admet point de règle ; en faisant un programme, on tomberait dans les extrêmes reprochés aux médecins des eaux, ou la sobriété dans les indications ou la banalité.

Il n'est pas plus facile de poser les contre-indications, c'est pourquoi nous tenons au principe de ne pas attirer les malades qui seraient mieux ailleurs, ou qui ont recueilli les bons effets d'une autre cure.

Les eaux ne sont point des panacées, et ne font pas de miracles ; gardons-nous de leur attribuer l'omnipotence, mais on restreint l'horizon quand on y voit un remède spécial répondant à un ordre d'affections ; leur étude comprend un ensemble de moyens qui s'aident, qui se multiplient par leur combinaison et par les accessoires, aussi les états morbides que l'eau sulfureuse modifie sont très-nombreux ; on peut encore les étendre beaucoup, et en voyant combien d'applications reçoit une substance médicale, on absout volontiers le médecin qui fait l'inventaire de ses eaux ; il serait impossible d'énumérer ni les combinaisons qui se présentent, ni les ressources que l'on peut réaliser. Ne voit-on pas réussi à la même époque des traitements fort opposés, et la mode, qui régit tout, n'a-t-elle pas quelque raison pour s'imposer ? Avec l'âge, on apprend à douter modestement, on ne nie plus, on affirme peu, on s'attribue moins de part aux guérisons.

Les eaux achèvent bien des cures plus difficiles avec les moyens ordinaires, et dans un temps fort court, mais elles ne sont jamais inoffensives, et leur maniement exige encore plus d'attention que de science. Un grand nombre d'affections s'y modifient heureusement ; il n'en est pas une seule qui ne puisse être aggravée quand le moment est mal choisi, les soins inintelligents, et le baigneur ne va-t-il pas quelquefois au-devant du mal ?

L'eau sulfureuse tonifie, elle active la nutrition en ajoutant aux forces de la vie : contrairement aux composés salins qui agissent par l'irritation de la muqueuse digestive, elle produit un mouvement périphérique, et ramène l'équilibre entre la peau et les muqueuses, entre les fonctions pulmonaires et la sueur. Par cet effort d'expansion elle ranime la circulation, les actes nutritifs, et modifie les éruptions cutanées, les sécrétions muqueuses. Cette médication réussit mieux aux sujets lymphatiques, et pour toutes les affections dérivant d'un vice constitutionnel, comme l'herpès ou le rhumatisme, celles surtout qui sont causées par la répercussion, l'insuffisance ou l'arrêt des fonctions cutanées ; le catarrhe, la bronchorrhée, l'asthme, le coryza, les phlegmasies du larynx, et je ne crois pas qu'il existe pour la phthisie des conditions plus favorables que celles d'Allevard.

A propos du rhumatisme qui cède moins au soufre qu'à la chaleur, nous donnons la préférence à Aix quand le cœur doit être surveillé ; il en est autrement si l'on recherche la sulfuration. L'eau d'Aix agit surtout par sa thermalité, son abondance et sa bonne administration. Ce n'est point que les mêmes effets appartiennent à l'eau chaude, car les sources de l'Enfer et du Soufre sont bien plus excitantes que l'analyse ne pourrait le faire supposer, et cette action est plus sensible après le bain qu'après la douche.

Dermatoses. — Pour toutes les médications qui s'adressent à la peau, la distinction et la répartition me paraissent tranchées entre Uriage et Allevard. L'eau d'Uriage chlorurée, sulfatée, peu sulfureuse, doit sa valeur aux sels dont le soufre est un faible adjuvant ; à ce titre on la proscrit dans les affections des poumons et du cœur qui n'ont pas un principe rhumatismal ; elle donne ce qu'on attend des eaux salines, comme celles de Nauheim, de Kreuznach, d'Aix-la Chapelle, pour les manifestations herpétiques ou lymphatiques justiciables des purgatifs, elle vient en seconde ligne si l'on veut appliquer l'élément sulfureux ; d'ailleurs ce traitement d'Uriage abordable aux constitutions qui supportent les bains et l'action purgative, ne serait pas admis pour une laryngite, une bronchite symptomatiques de la tuberculose. Or, beaucoup de catarrheux, de phthisiques, sont dartreux, sont irritables : c'est à eux qu'Allevard offre les avantages d'une eau douce franchement sulfurée.

Les maladies récentes de la peau réclament ordinairement un bain peu énergique, et peut-être l'eau douce. Les vieilles dermatoses, les formes variées de l'herpétisme, sont bien traitées à Uriage quand le malade offre assez de résistance; mais les eaux fortement salines nuisent toutes les fois que le tube digestif est susceptible, et généralement chez les sujets anémiques ou débilités, elles peuvent faire beaucoup de mal si on les boit, elles font peu de bien quand on doit s'en tenir aux bains.

Allevard recevait autrefois les affections désignées sous le nom de *dartres*, et je ne crois pas qu'on puisse mieux les adresser; on y voit disparaître en peu de temps l'eczéma, la couperose, des maladies des follicules sébacés; on modifie des pustules et des squames rebelles à d'autres eaux, comme le pityriasis, le psoriasis, l'ichthyose, qui figuraient dans les rapports de M. Chataing. En voici la raison : l'eau saline est sans effet direct sur la peau, et ne la modifie que momentanément, par la dérivation portée sur la muqueuse intestinale, aussi le mal non atteint dans son essence, dans sa cause ou son siége, est réveillé quand l'intestin reprend son état normal; la manifestation cutanée cède en touchant la muqueuse digestive : est-ce un bien? Quelquefois la diarrhée s'établit, et la dartre persiste... Il n'en est plus de même avec le soufre pur, qui est le remède spécial, incontesté du parasitisme et de l'herpès pour tous les animaux, et pour les plantes; l'eau sulfureuse attaquant la diathèse et l'organe affecté; la guérison obtenue sans violence est bien plus franche, plus durable, et beaucoup moins exposée aux récidives. Cette médication applicable à l'organisation la plus robuste est la seule possible pour les faibles constitutions.

L'asthme pur, cette névrose, ce rhumatisme, ce spasme si peu connu, si décourageant, n'est point rebelle aux aspirations, à la douche, au demi-bain; il cède promptement, et la disposition ne changeant point, les accès peuvent manquer durant l'hiver. Les malades oppressés, en quittant le fauteuil ou le lit, se rendent péniblement à l'inhalation froide; ils y trouvent le soulagement que produit l'expansion pulmonaire, et c'est en abordant pour la première fois l'atmosphère sulfureuse qu'ils comprennent ce qu'ils doivent espérer. Quand on a pu les conduire à la douche, ils sont d'abord impressionnés par la vapeur ou le choc du liquide, c'est pourquoi je commence volontiers par la douche locale qui suffit ordinairement; mais bientôt à l'oppression succède le bien-être, malgré l'affaissement qui résulte de la crise. Celle-ci ne revient point tant que dure l'influence de la douche; cependant, j'ai vu l'accès recommencer à la suite de l'opération, tandis que des malades sont si bien dans la salle qu'ils voudraient y passer la nuit.

Sans prétendre à la guérison de l'asthme ou de l'emphysème, j'affirme que pas un de mes malades n'est parti sans bénéfice. J'ai vu, trois fois dans la matinée, un asthmatique au milieu de l'accès reprendre haleine dans la salle d'inhalation et s'endormir profondément. Un autre qui venait pour son catarrhe et ne parlait point d'un asthme de trente ans, respira librement au début de la cure et le mieux s'est soutenu. En 1865, un asthmatique de seize ans ne pouvait pas arriver sans porteur au premier étage de l'hôtel ; il respira sans peine dans la salle; mais, après la douche locale, il franchit les degrés quatre à quatre, et jusqu'à son départ ne monta pas autrement. L'année suivante, un asthmatique de neuf ans, qui avait depuis quelques jours des accès rémittents avec délire, me dit qu'en entrant dans l'inhalation il n'avait plus *senti le poids qui l'étouffait ;* le lendemain, il prit sa douche et l'oppression ne revint plus.

Je ne crois guère aux spécialités ; mais, s'il fallait en trouver une pour Allevard, c'est l'asthme que je citerais; il n'est pas de maladie qui s'amende plus vite aux aspirations froides ; d'ailleurs, presque tous les asthmatiques sont catarrheux, herpétiques, rhumatisants, goutteux : les accès sont ordinairement précédés par le rhume ou le coryza; c'est quelquefois une bronchite qui termine la crise. Eh bien ! si l'hydrogène sulfuré ne détendait le spasme, il faudrait encore attaquer par son action la partie curable du mal ; à quelle autre médication donner la préférence? L'asthme est si capricieux qu'il s'amende, s'aggrave, ou disparaît dans les mêmes localités et les mêmes circonstances, en hiver comme en été, au niveau de la mer, sur les hauteurs ou dans les terres. Le plus grand nombre des malades est mieux sur le littoral; il en est qui ne peuvent pas en approcher. Cette disposition se modifie avec l'âge ou le temps, et les accès ne se ressemblent pas. Chez l'asthmatique, la susceptibilité de la muqueuse est si grande qu'il ne change pas d'atmosphère impunément; il lui suffit de respirer une certaine odeur, ou quelque poudre comme celle de l'ipéca, de passer dans une autre chambre pour subir la détente ou le spasme.

Qu'arrive-t-il pour l'emphysème? Les vésicules pulmonaires dilatées ou comprimées par des efforts subits et répétés, ont perdu leur ressort; elles restent contractées ou distendues, ne pouvant plus recevoir l'air ni expulser celui qu'elles contiennent, et quand la distension dépasse les limites de l'élasticité, l'emphysème se produit avec ou sans rupture de vésicules. Ce spasme cède à l'hydrogène sulfuré; c'est une sorte d'anesthésie qui apaise la toux, l'oppression et le coryza. Celui-ci n'est pas seulement une indisposition commune et fort gênante, il est encore l'occasion ou le début de la bronchite, des bronchorrhées, des catarrhes à répétition que réveillent les premiers froids. Il est rare qu'un accès d'asthme ne soit pas annoncé par l'éternument, par une sensation pénible de contraction ou de picotement vers les yeux, les paupières, le larynx ou les sinus frontaux; un spasme commençant aux fosses nasales, etc. Le coryza nous apparaît souvent comme un asthme en petit, l'asthme du nez; sa guérison est un bienfait pour beaucoup de personnes, et prévient les rhumes de l'hiver. Eh bien! avec le simple reniflement dont l'admission n'a pas été facile, nous avons obtenu des résultats qui l'ont fait adopter partout. Les baigneurs tourmentés par le coryza, s'ils n'en sont point débarrassés, souffrent moins pendant l'hiver, et résistent beaucoup mieux à l'impression de l'air humide.

Pendant la cure, on voit souvent résoudre les œdèmes que l'arthrite ou le progrès de l'âge ont laissés aux membres inférieurs; aussi, nous pouvons espérer du soulagement dans les hydropisies, abstraction faite des lésions qui les font naître.

Les enfants des grandes villes se fortifient par l'usage de l'eau sulfurée qu'ils boivent avec plaisir; le hasard m'en a fait rencontrer un certain nombre qui avaient eu le croup, et j'ai pu m'assurer qu'ils perdaient la sensibilité de la muqueuse pulmonaire; il est vrai que je m'attache à préserver du froid humide les jambes et les pieds qu'une fâcheuse mode expose aux rigueurs de l'hiver. Le croup se montre plus souvent depuis que l'importation écossaise prend faveur. Cette triste exhibition de membres nus est une cause des angines, des bronchites, des névralgies, des adénites, qui préparent les affections de la poitrine. Les enfants vigoureux peuvent bien la subir, les faibles ne résistent pas. On dirait un essai des mœurs spartiates.

L'eau d'Allevard combat les dyspepsies, les aigreurs,

la pneumatose, elle excite l'appétit, facilite la digestion et quelquefois arrête la diarrhée, même chez le phthisique.

Parmi les affections de l'appareil génito-urinaire qui peuvent être modifiées, nous citerons l'écoulement prostatique et les pertes liées à l'herpétisme, aux habitudes vicieuses, la métrite chronique, les engorgements simples, la dysménorrhée atonique, hystériforme, etc. La leucorrhée rebelle est si commune que nous devons la mentionner à part. Elle a sa source dans une condition organique ou seulement fonctionnelle de la muqueuse. Le simple écoulement est une augmentation du mucus acide normal; dans un second degré, la couche glanduleuse de la membrane cervicale se développe en acquérant une telle sensibilité qu'un excès de sécrétion répond à tous les excitants, même et surtout aux impressions morales qui bien souvent retardent la guérison. Le travail se propage au corps de l'utérus, aux trompes, aux ovaires qui peuvent être ou le point de départ ou le foyer réflexe; il est alors accompagné de cuisson, de douleurs, de gonflement, d'ulcérations, et l'écoulement devient glaireux, rougeâtre, irritant. La sécrétion plus abondante amène peu à peu l'anémie avec ses troubles ordinaires, lassitude, pesanteur, constipation, douleur à l'épigastre, à la région dorsale; inquiétude, humeur sombre, état nerveux simulant diverses maladies.

L'expérience n'ayant point prononcé, loin de nous la pensée que dans les affections des os, l'arthrite, la carie, l'eau d'Allevard a l'efficacité bien reconnue à celles de

Baréges; on pourrait au moins l'appliquer, pour les maladies chirurgicales, aux sujets que la faiblesse éloigne des Pyrénées. Les hommes vigoureux qui ne redoutent pas ce traitement thermal, les sueurs, les purgations, seraient mieux à Saint-Gervais, à Uriage ou à Baréges ; il en est d'autres qui sont pâles, affaiblis, auxquels on prescrit spécialement les sulfureux ; dans ce cas, les eaux d'Allevard conviennent beaucoup plus. Des malades en sortant du bain retrouvent la souplesse des articulations engorgées par l'arthrite ; on peut citer bon nombre de guérisons de vieilles plaies, de tumeurs blanches, de lésions occasionnées par les armes à feu. La plus notable est celle d'un officier supérieur que les journaux ont rapportée : Depuis vingt ans il était tourmenté par une balle qui avait pénétré dans l'orbite, et qui, après le vingtième bain, se frayait une issue à travers la voûte palatine. Si c'est là une simple coïncidence, elle est heureuse et peu commune.

Dans toutes les maladies du cœur qui peuvent être tributaires d'Allevard, c'est l'inhalation froide qui mérite la préférence avec les demi-bains, surtout ceux de petit-lait.

Applications à la phthisie. — Plusieurs confrères m'ont demandé si l'eau d'Allevard est utile dans la phthisie ; je réponds affirmativement avec la conviction d'une expérience personnelle, et j'ajoute qu'elle est loin d'obtenir la part que le temps lui donnera. Quand elle est bien administrée, quand le malade agit avec suite et prudence, l'eau d'Allevard qui a toujours l'avantage de ne pas augmenter le mal, peut arrêter la marche de la phthisie, contribuer à circonscrire ou retarder le ramollissement des tubercules, favoriser leur expulsion, cicatriser les surfaces ulcérées, soulager même à la dernière période. Nous voyons ordinairement calmer la toux qui annonce l'éruption, celle qui est accompagnée de crachats purulents, de diarrhée, de sueur, et tout cela peut-être en agissant sur le catarrhe. La fièvre tombe quelquefois après les premières séances d'inhalation. Un jeune homme de vingt ans arrivé le 19 août 1867 avec 120 pulsations, en eut successivement 108, 102, 96 et seulement 86 le 5 septembre. Nous observons rarement l'hémoptysie : je ne l'ai jamais vue dans les salles froides, bien qu'un malade y ait imprudemment séjourné jusqu'à neuf heures dans un jour.

Il est vrai qu'ordinairement l'eau sulfureuse est impuissante sur l'élément tuberculeux, et qu'elle peut en activer l'évolution, il en serait de même avec toute médication trop énergique ou intempestive; mais quelle modification ne peut-on pas déterminer sans toucher aux productions hétérogènes par l'amélioration de l'état général, et n'est-ce point la meilleure voie de guérison pour tous les maux chroniques? Un phthisique succombe à l'asphyxie croissante : il aurait pu résister longtemps avec des tubercules isolés des complications, et le nombre est assez grand de ceux qui se portent bien dans l'intervalle des jetées. Quel médecin n'a pas eu le bonheur de constater après les eaux des guérisons ou des effets que vainement il demandait aux moyens ordinaires, et combien de malades condamnés vivent avec des excavations, des bronchorrhées, des pneumonies chroniques auxquelles il faut rapporter une part des consomptions ! On dit souvent que des praticiens doutent de ces guérisons ; mais de quoi ne peut-on douter ? il s'en trouve qui ne croient point à ce qu'ils font.

Comme les autres excitants, l'eau sulfureuse pourra nuire ou être sans effet dans la phthisie aiguë, galopante, généralisée, au moment d'une éruption, et pas moins au début que dans les autres périodes, elle est en général mal supportée, aussi longtemps que la fièvre persiste ; nous parlons de l'hectisme, car la fièvre accidentelle ou catarrhale cède souvent à la sulfuration, mais ce n'est pas une raison pour perdre tout espoir quand la fièvre est continue ; je reçus il y a neuf ans une phthisie galopante, et la malade se porte assez bien.

Nulle médication ne guérit la phthisie parvenue au degré du marasme ; elle est alors une agonie plus ou moins longue, et quelle cachexie est enrayée quand elle arrive à cette fin ? Mais si le tubercule est stationnaire, on prévient quelquefois le travail ultérieur, on arrête la consomption en attaquant les désordres qui la préparent ; nous trouvons à l'autopsie des traces de cavernes, des concrétions, de vieilles cicatrices, dans des cas où la phthisie n'était pas même soupçonnée.

Ce que l'eau sulfureuse modifie, ce sont les dyspepsies, les névroses déterminées par un mauvais régime, toutes les altérations qui dérivent de la phlegmasie, les fluxions, l'engouement, le catarrhe, la pneumonie, qui sont le cortége ordinaire et souvent l'occasion de la phthisie; ce sont les cachexies, le rhumatisme et le vice dartreux, qui jouent un rôle capital. Ces éléments, plus ou moins combinés, deviennent les matériaux, les excitants ou le foyer du corps hétérogène, et conservent toujours leur dépendance mutuelle. On est bien avancé quand on a pu en dégager un seul : le tubercule, séparé de son entourage, ne sera plus qu'une matière sécrétée non toxique, n'entraînant point nécessairement la fièvre hectique; ce noyau mort-né pourra être absorbé, éliminé, aussi bien que les tumeurs et le pus extravasé, la lymphe, le sang, le cal, les os, les corps déposés au sein de l'organisme. Les glandes comme les vaisseaux n'ont-elles pas le pouvoir de transformer certains matériaux de l'hématose et de les rejeter? Ce mouvement est activé par une bonne alimentation, c'est pourquoi le phthisique ne meurt pas, tant qu'il peut se nourrir.

Aussitôt que le sang devient plus riche, l'absorption, impuissante jusque-là, s'exerce librement sur les produits morbides; le tubercule, autour duquel une circulation régulière se rétablit, n'est plus un centre de fluxion, il demeure isolé, séparé du mouvement vital, en vertu de la tolérance acquise au corps étranger formé par les humeurs, à la balle implantée dans les tissus, avec cette différence que le plomb a pénétré dans un organe sain; aussi le traitement réussit mieux quand la fièvre n'existe plus, quand on a ramené la trame pulmonaire aux conditions normales de la vie.

Après la fonte et dans la cavité que laisse le tubercule,

une membrane s'organise qui tapisse les parois comme celle des abcès, qui les rapproche, et devient le canevas du tissu cicatriciel. C'est l'origine des corps fibreux ou cartilagineux, caséeux ou crétacés que l'on rencontre dans les crachats, dans les excavations oblitérées; d'ailleurs, ces concrétions n'appartiennent pas uniquement à la phthisie; les débris organiques, les sécrétions et les corps étrangers subissent dans les tissus de pareilles transformations en passant par les mêmes états. Le docteur Villemin a vu, dans les poumons des vieux lapins, de nombreuses granulations dont les noyaux étaient des acarus.

Les tubercules peuvent être comparés à des abcès multiples et diffus, et c'est toujours l'inflammation qui propage le mal; sans elle, il n'y a pas de poussée ni de fonte, et la fièvre des tuberculeux n'est autre chose qu'une fièvre traumatique, une fièvre de suppuration; elle augmente ou tombe avec le produit anormal, et prend le caractère hectique à mesure que se fait l'absorption purulente; aussi le premier indice de guérison est le retrait de la phlegmasie.

Revenant aux idées un peu trop absolues de Broussais, Andral est dans le vrai quand il affirme ici le rôle de l'inflammation. La pneumonie du sommet affectant les vésicules suffit peut-être à la genèse tuberculeuse et produit un certain nombre de phthisies, sans doute les moins rebelles; nous croyons que la différence est relative à l'ensemble de l'économie.

Le tubercule étant l'expression, la formule de la

phthisie, on est tenté de lui donner une importance qui fait négliger l'affection primitive et générale ; cependant le mal ne cède point si la constitution n'est pas modifiée ; le tubercule n'a rien de *sui generis*, mais, comme le parasite qui s'attache aux végétaux, il suppose un organe détérioré, un état vicié, l'herpétisme, la scrofule, par exemple, ou quelque chose d'analogue; il est produit dans les parties où le tissu vasculaire a le moins de résistance, et c'est probablement le sang veineux qui le sécrète comme la graisse et les fluides rejetés. Le microscope, qui saisit bien son évolution et ses aspects, n'a pas encore déterminé son essence parce qu'il n'est pas le même dans tous les cas ; cependant, toujours formé par les éléments primitifs dénaturés, il n'est qu'un agrégat non celluleux, incapable d'organisation et n'ayant point le support d'une vie propre. Ce n'est pas lui qui tue, mais le travail qui le propage, c'est l'obstacle apporté à l'hématose, en sorte que la limite de la lutte est marquée par l'asphyxie.

Devons-nous assister inactifs à cette combustion, qui souvent est jugée sans ressource ? On la réduit quelquefois avec les sédatifs du cœur ; on l'enraye avec la quinine, qui décongestionne visiblement, et fait tomber la fièvre ; c'est au moins une trêve qui donne du temps. J'accepterais un moyen plus sûr ; je ne croirai jamais qu'il est permis de ne rien faire.

A moins d'admettre une préexistence absolument fatale que rien ne prouve, il faut croire que nous pouvons neutraliser le travail tuberculeux, le prévenir ou le borner. Après un changement de l'hygiène ou du milieu, par le fait d'une éruption ou d'une crise, on obtient un temps d'arrêt, de tolérance, et si la guérison n'est pas commune, accusons moins les ressources de l'économie et l'impuissance des moyens, que le doute du médecin et l'inconstance du malade. Celui-ci, méconnaissant ce que peut la volonté, se traite sans méthode, il accepte volontiers les promesses du charlatan, s'il n'est plus encouragé; il en est qui s'étourdissent *pour mener une vie courte et bonne;* quelle erreur et quelle déception! J'avais à bord un jeune chirurgien plein d'avenir, mais voulant profiter de ses années dont le nombre avait été fixé... Il fait honneur à la marine et sa santé ne laisse rien à désirer. Qui n'a pas été surpris de la résistance et de la force d'un malade qui est rassuré? Je ne veux pas qu'on l'endorme et qu'on l'abuse en perdant un temps précieux; mais l'espérance est une force que l'on doit faire valoir à son profit.

Des phthisiques ont guéri à la suite de blessures, de coups d'épée traversant une masse tuberculeuse : le bistouri ou le caustique ne pourraient-ils, dans un cas donné, intervenir aussi heureusement, et n'est-ce pas une opération à tenter quand nulle autre voie de salut n'est possible? Je l'ai faite une fois, à la prière du médecin, des parents et du malade; l'hémorrhagie ne permit pas de pénétrer jusqu'au siége du mal, mais ordinairement les adhérences éloigneraient cet accident.

La phthisie serait plus curable si les poumons étaient susceptibles de repos comme d'autres organes; d'où résulte le précepte de l'inaction relative, de la diète respiratoire. Le régime est encore plus utile au poumon qu'à l'estomac; il fonctionne librement dans un air pur et tempéré; il s'épuise sous l'équateur, où l'atmosphère ne contient plus la proportion normale d'oxygène. Sur les plateaux des Cordillères, la poitrine des Péruviens prend une ampleur que d'Orbigny attribue à l'air moins dense, nécessitant une plus large aspiration. L'hématose qui devient laborieuse pour le phthisique est plus pénible quand la marche ou l'effort précipitent la respiration; la fatigue est excessive pendant la digestion qui le condamne à l'immobilité; il faut donc lui assurer l'oxygène, l'aliment et le milieu que son état réclame. Avec ces conditions tous les remèdes réussissent.

Des médecins, en modérant l'action de l'oxygène par un excès d'acide carbonique se proposent de combattre la fluxion qui précipite le travail de la tuberculose : ce régime, applicable aux affections pulmonaires aiguës, s'obtient mieux en respirant le moins possible, dans un air pur et doux, en réduisant le mouvement respirateur par le silence et l'immobilité. Le poumon n'est-il pas ainsi dans le cas de l'estomac qui digère sans peine et répare beaucoup mieux avec des aliments très-nutritifs sous un petit volume? Voilà, je crois, la vraie diète pulmonaire.

Qu'elle soit héréditaire, acquise, accidentelle, conséquence de l'herpétisme, de la scrofule ou de l'inflammation, la phthisie pulmonaire est susceptible de guérir dans toutes ses périodes comme celle des glandes, comme toutes les maladies qui peuvent être développées sans qu'on puisse distinguer à priori les cas qui se prêtent le mieux à une bonne issue. On la prévient chez les enfants, on l'enraye dans la jeunesse; à tout âge elle est tolérable, elle a des temps d'arrêt qui peuvent être définitifs. Je souscris à cette proposition de Pidoux qui a paru exorbitante : « La phthisie est, de toutes les maladies organiques, la moins difficile à guérir. »

J'entends une guérison relative et compatible avec la vie, mais point la guérison complète avec réparation du tissu pulmonaire; il est absolument impossible que la cellule tuberculisée devienne perméable, et que le sang y soit oxygéné; là où vient le tubercule il n'y a plus de cellule, mais un produit de sécrétion morbide, un vrai corps étranger soumis aux chances de l'absorption et de la phlegmasie.

La guérison s'obtient dans une proportion qu'il ne faut pas chercher dans les centres populeux; encore moins dans une salle d'hôpital, où la thérapeutique, désarmée de ses moyens hygiéniques, se réduit à l'action des médicaments qui ont peu de valeur en face des cachexies. Elle a lieu plus souvent dans un air pur, quand la constitution se fortifie, l'engorgement peut se résoudre dans les parties qui n'étaient qu'enflammées, et ces parties deviennent perméables autour d'un ou de plusieurs foyers qui peuvent disparaître, ou laisser un suffisant espace à la respiration.

La phthisie est un état constitutionnel que l'on produit à volonté chez tous les animaux en viciant leur nutrition; bien avant le tubercule, il existe une altération du sang, une sorte de cachexie qui est l'opposé de la pléthore artérielle, et son point de départ est ordinairement un trouble digestif, la dyspepsie, la chlorose, l'anémie, des pertes excessives, les désordres qui se lient aux lésions du système nerveux; lésions très-communes et trop souvent méconnues dans l'enfance des tuberculeux. La maigreur donne souvent la mesure du mal ; aucun état ne l'amène plus vite, et le retour de l'embonpoint amène infailliblement celui de la santé. Nous comprenons ainsi la puissance des moyens qui, s'adressant à l'organisme, reconstituent le fluide nourricier. Aidée par un bon régime, l'eau sulfureuse est salutaire dans les affections pulmonaires chroniques, et la plus rationnelle des applications sera toujours l'inhalation, parce qu'elle est immédiate. Ajoutons que l'eau d'Allevard n'a pas l'inconvénient des stations plus élevées : elle n'expose pas au crachement de sang, elle excite rarement les contractions du cœur, elle apaise la toux et réussit quand d'autres eaux ne sont plus applicables.

On dit que l'eau sulfureuse est nuisible au second degré de la phthisie; c'est vrai dans certains cas et pour certaines eaux; mais un bon nombre de malades portant des excavations, emportent d'Allevard un bien-être évident qui les ramène plusieurs années; est-ce l'air qui les vivifie, est-ce l'eau, le climat, le régime, la vie nouvelle, ou bien le traitement par les inhalations? Quoi qu'il en soit, une eau qu'on peut administrer sans crainte, dans la phthisie parvenue au ramollissement, est plus apte à guérir quand le mal est moins avancé, peut-être à le prévenir chez les enfants prédisposés.

La période hectique admet peu d'amélioration ; est-ce un motif de proscrire les eaux quand on ne peut compter sur un autre secours? Le doute justifierait une cure incertaine, mais l'auscultation ne prononce pas toujours avec certitude entre la phthisie et les affections non tuberculeuses des poumons. J'ai partagé souvent l'opinion de confrères envoyant un malade avec les signes apparents de la tuberculose, et quelquefois après la saison les symptômes n'existaient plus. D'ailleurs, le pronostic nous appartient encore moins; si l'on voit se terminer fatalement des maladies dont le début n'avait rien de grave, il est aussi des guérisons que tout faisait croire impossibles : un jeune Anglais, d'une constitution quelque peu caractéristique, fut surpris de l'exclamation du médecin qui le recevait à son retour d'Hyères. Le célèbre spécialiste avoua qu'il avait désespéré de son état.

Dans toutes les affections chroniques, nous devons moins considérer le point lésé que l'état général et le tempérament, la force et l'âge des malades; il en est qui n'ont de la phthisie que l'éruption ; ils guérissent en changeant d'hygiène ou de climat, ou bien en retombant dans leur cercle pathologique habituel; d'autres seront frappés mortellement avec les apparences d'une belle santé; ils avaient une constitution tuberculeuse, on a dit qu'ils mourraient phthisiques alors même qu'ils seraient sans poumons. La phymie n'est pas toujours identique, amenée par la même cause, ni suivie des mêmes désordres; elle est un accident ou une diathèse... Dans la première enfance, la méningite tuberculeuse est mortelle en peu de jours; le carreau va moins vite en raison de son siége; dans la jeunesse, la phthisie est rapide, parce que toutes les forces utiles au développement sont attirées vers le point faible; à l'âge mûr, le mal n'est pas aigu, il procède avec lenteur, parce qu'il y a peu d'inflammation. Enfin, de vieux phthisiques vivent longtemps avec des cavernes; je connais un vieillard condamné depuis douze ans par des confrères qui ne sont plus.

On ne peut pas donner aux observations une confiance aveugle, et c'est fort juste, il est rare qu'elles ne démontrent pas tout ce qu'on veut prouver; cependant je choisis un petit nombre parmi les cas reconnus et signés de noms respectés. Il n'est pas un seul de ces malades pour lequel j'aurais voulu conseiller les eaux, mais je suis aujourd'hui plus confiant.

J'ai cité bien des fois une dame qui était au dernier degré du marasme provoqué par le ramollissement d'un amas tuberculeux; émaciation très-avancée, pâleur cadavérique, hémoptysies, diarrhée colliquative, crachats gris purulents extrêmement fétides, respiration caverneuse, gargouillement, pouls misérable, sueur froide visqueuse. Cette malade, au mois de janvier 1857, rendit plus de deux litres de sang dans une seule nuit..., à la fin de l'hiver, elle avait pris un embonpoint très-remarquable, toussait fort peu, se promenait sans oppression, et depuis plus de dix ans la santé s'est soutenue. Or, bien après que la guérison eut été constatée devant moi par son médecin, cette malade ayant bu de l'eau de Léchelle, les prospectus enveloppant la panacée lui ont attribué les honneurs de la cure. *Sic vos non vobis; erudimini qui medicatis.*

J'ai reçu aux eaux d'Allevard, en 1857, une jeune dame parvenue au même degré de consomption, avec antécédents et signes non douteux; on la portait dans mon cabinet, dans sa chambre et dans la salle d'inhalation; après un mois de traitement et de *silence*, elle se promenait dans le jardin, elle digérait bien et dormait sans sueur.

M. P..., trente-deux ans, à la suite de la grippe et surtout avec une prédisposition bien caractérisée, avait un coryza chronique avec laryngite et aphonie complète. La douleur extrême, la difficulté de la déglutition et la nature des crachats indiquaient l'ulcération. Après vingt-cinq jours d'aspiration, de douches et de bains, il se *sentait guérir* et prenait une coloration qu'il n'avait jamais eue. Je ne connais pas d'autre exemple de ce genre, notons-le pour conseiller la prudence et l'espoir.

Mme X..., trente ans, phthisie aiguë, quinze hémoptysies, matité absolue, vibrations très-marquées au côté droit, suffocation, décubitus dorsal, bronchophonie, murmure vésiculaire absent sous les clavicules, craquements qui tendent à l'humidité, râles muqueux en arrière; plus bas, râles crépitants.... Silence absolu, lait le matin, eau portée jusqu'à deux verres graduellement et par petites quantités, demi-bains, aspiration froide, pédiluves; au départ, le vingt-sixième jour, plus de craquement ni d'oppression, retour des forces, sentiment de bien-être parfait.

Mme X..., quarante-ans, phthisie lente, affections de l'utérus, hémorrhagies excessives, anémie, fièvre continue, son mat, respiration nulle aux sommets. — Eau par gorgées, aspirations froides, pédiluves, peu de bains, injections, quinquina, frictions toniques, etc. Après un mois, état satisfaisant, respiration lente complète, 76 pulsations.

M. X..., de Paris, dix-neuf ans, maigre, sueurs nocturnes, fièvre, hémoptysies, engorgement tuberculeux aux deux sommets, matité sous la clavicule, vibration accentuée du côté droit, respiration souffrante et saccadée, craquements épars en arrière. — Après un mois, son clair, respiration nette à peu près partout, sans craquement.

M. H..., dix-huit ans, maigre et faible à la suite d'une croissance très-rapide, herpétisme, palpitations, fièvre continue, épanchement pleurétique, hémoptysies, matité fort étendue, respiration saccadée, bruissante sur plusieurs points. — Amélioration notable qui persiste après l'hiver.

M. D..., Nord, vingt-quatre ans, pâle, anémique, son mat à droite, bronchophonie, râles muqueux sur les deux côtés, voix éteinte, palpitations, hémoptysies, sueurs nocturnes, fièvre, oppression, crachats purulents. — Eau jusqu'à trois verrées à la fin du traitement; aspirations froides, quelques bains, frictions générales. En moins d'un mois, crachats aérés, voix nette, plus de sueurs, pouls à 86, plus d'oppression, force et coloration, quelques râles épars.

M. D..., Midi, quarante ans, maigreur, peu d'élasticité des parois thoraciques gauches, vibration très-marquée, respiration nulle au sommet, rude, frôlante au-dessous, bronchophonie, palpitations, hémoptysies. — Eau, bains, aspirations, douches locales, pédiluves. Au départ, respiration nette sur tous les points et plus de toux.

Mme X..., vingt-trois ans, asthme avec emphysème, accès fréquents de suffocation, accès plus violent en juin à la suite du froid, et depuis cette époque, oppression tous les matins au moment où la malade change de position, peau sèche, fièvre. — Eau en boisson, aspirations chaudes et froides, demi-bains, douches locales pendant l'accès, sueurs très-abondantes après lesquelles sont rétablies les fonctions de la peau, et l'oppression disparaît sans retour.

M. P..., quarante-sept ans, asthmatique depuis longtemps, catarrhes successifs, vertiges, troubles nerveux, maigreur extrême, toux continue, son clair, emphysème, respiration laborieuse, sifflante, râles sibilants du côté gauche. — Repos, frictions, eau par quart et demi-quart de verre, aspirations froides prolongées, bains de siége, demi-bains, douches locales. Guérison avec retour des forces.

M. S..., quarante-neuf ans, très-maigre ; rhumes fréquents, hémoptysies, matité aux deux sommets, vibration des parois, retentissement notable de la voix, rhonchus graves, râles muqueux à grosses bulles. — Demi-bains, bains entiers, eau portée graduellement à quatre verres, aspirations froides prolongées. Le malade se déclare satisfait et guéri après un mois.

M. C..., soixante-deux ans, catarrhe; tous les hivers toux incessante, râles muqueux à droite; pneumonie aiguë. — Potion stibiée, vésicatoires, aspirations tièdes le matin, froides après midi; guérison après dix jours. Traitement continué.

M. T..., douze ans, production hétérogène aux deux sommets, pâleur et faiblesse extrêmes, 160 pulsations. Fièvre hectique, diarrhée, râles muqueux, gargouillements sous les deux clavicules, beaucoup plus marqué en arrière, respiration amphorique, toux et crachats caractéristiques, vibration des parois. — Boisson par cuillerées, inhalation froide par minute, arrivant jusqu'à trois heures les derniers jours, pédiluves, un demi-bain, quina, frictions toniques. Après un mois, pouls de 85 à 80. Sommeil et appétit, coloration normale, assez de force pour supporter la promenade.

Mme F..., trente-deux ans, épuisée par des couches rapprochées, était l'image de la phthisie, confirmée par l'auscultation. Les baigneurs se détournaient avec peine quand on la conduisait au bain. Étonné de la rencontrer un jour chez moi, je cherchais un motif d'espérance et ne savais comment aborder la médication. Je découvris une leucorrhée très-abondante accompagnée de dyspepsie. Le traitement fut tout d'abord dirigé sur ce point, et les eaux furent bien supportées quand la perte cessa. La malade revint trois ans de suite et passa les hivers dans le Midi; elle eut encore plusieurs hémoptysies; mais enfin elle jouit de la santé qu'on peut avoir avec une constitution tuberculeuse.

Ces exemples, que je pourrais multiplier, sont bien loin d'être la règle; mais avouons que la constance n'est pas non plus ordinaire au malade; admettons-les comme des exceptions enseignant à ne jamais désespérer avec les sujets dociles. Que de malades sont soulagés en peu de jours d'une façon inespérée! Combien d'autres succombent après une amélioration qui donnait un espoir légitime!

La prudence augmenterait beaucoup le chiffre des guérisons; mais les convalescents ne prennent aucun soin dès qu'ils n'ont plus l'aiguillon de la peur, et rechutent souvent par leur faute; en médecine comme en affaires, il est plus malaisé de conserver que d'acquérir. Nous serions plus heureux s'il était accepté que la phthisie n'est pas moins accessible à nos moyens que d'autres maux; la conviction des malades les rendrait persévérants; par malheur, tous les praticiens ne la possèdent point et ne croient pas utile de les encourager, ne serait-ce pas encore une bonne médecine?

Quand je suis consulté à propos de mariage, la condition expresse est d'attendre que la respiration devienne irréprochable et la poitrine absolument exempte de matité, de râles ou bruits anormaux; je veux entendre nettement le son vésiculaire, et je crains l'obscurité comme les vibrations et les saccades. J'ai vu mourir après une grossesse ou avant, de jeunes femmes mariées contre mon avis; mais le nombre est bien plus grand des malades qui meurent parce qu'on a voulu qu'une saison suffit à la guérison; on le voulait pour ménager l'amour-propre ou des combinaisons. Si dès parents exagèrent le danger, d'autres ne croient pas aux maladies qui menacent leurs enfants; j'en ai vu qui ne leur permettaient pas de souffrir ni de tousser.

Je ne sais pas si nous apprécions à sa valeur, l'effet des eaux, mais il est vrai que les catarrheux se trouvent bien à Allevard, qu'ils toussent moins après deux ou trois jours de traitement, qu'ils toussent peu ou point durant l'hiver, et supportent mieux le froid. Un de nos habitués répète volontiers : Depuis que je prends vos eaux, je suis plus vieux, cependant je vaux beaucoup plus.

Ici nous devons faire une part légitime à l'air, à l'hygiène et au repos. On peut, aux eaux, plus librement s'isoler, se recueillir, accorder à la santé le temps que les affaires absorbent trop souvent; la plus sûre médication du pulmonique est celle du mois d'août, et nous pensons que l'air est un auxiliaire indispensable au régime des eaux. Le malade qui fuit la ville et ses occupations change subitement ses habitudes, il est impressionné par l'aspect des hauteurs et par les distractions, il se repose avec plaisir et sent la vie se réveiller; l'excitation est bien vite manifestée par l'appétit, le besoin d'activité, par la facilité de la locomotion, enfin par l'accomplissement des actes réparateurs. Que manquait-il aux prescriptions les plus sages du médecin, dit Rigollot? Le changement de lieu et la fuite des causes qui pouvaient entretenir le mal. Que d'affections rebelles sont enrayées par le déplacement!

Application à l'herpétisme. — La médication sulfureuse est, à n'en pas douter, celle des maladies où le vice herpétique est entré comme cause ou comme effet. Ainsi que toute diathèse, et pour citer la plus commune, l'herpétisme est une infection mère, une sorte de parasitisme qui entache l'économie, la famille et l'individu; il joue un rôle capital dans les tempéraments, les crises, les maladies; ne procédant jamais comme l'inflammation, qui souvent l'exaspère ou le déplace, il obéit à des causes générales spécifiques, sidérales, quelquefois périodiques. Essentiellement chronique et constitutionnel, fixe, localisé, ou bien, diffus et rampant comme les dartres, il est de sa nature de s'altérer, se transformer; avec l'âge il change d'aspect, de siége ou de caractère : après la gale, un enfant mal nourri deviendra scrofuleux, il sera catarrheux, asthmatique, dartreux, rhumatisant, dyspeptique, gravelleux, et ce sera toujours le même germe. Les divers membres d'une famille peuvent avoir des érythèmes, des vésicules, l'herpès, la teigne, la phthisie, la scrofule; disposition qui est souvent indiquée par la rougeur du bord palpébral, surtout au moment du réveil.

L'herpétisme, avec ou sans manifestation extérieure, pénètre dans un système, un appareil déterminé, puis tout à coup fait explosion, se substitue à d'autres maladies ou les simule; il s'efface ou se généralise : on le voit se transformer, se jeter alternativement sur un organe ou sur un autre avant de se fixer; il se cache partout, et, devenu constitutionnel, ne laisse pas toujours une trace visible; mais, ce qui nous empêche encore plus de le saisir, c'est qu'il est propagé par voie d'hérédité, sans garder la livrée de la tache primitive. Il peut se développer dans une sorte d'incubation avec des formes étrangères, et compromet la vie ou la santé, avant d'avoir montré son caractère définitif.

L'herpétisme n'atteint pas moins les muqueuses que la peau, le tube digestif, l'utérus, les tissus parenchymateux, les os, les articulations, le sang et la pulpe nerveuse. Un grand nombre de dyspepsies, de névroses, de névropathies, se rattachent à l'herpétisme. La plupart des maladies chroniques des muqueuses, l'angine granulée, le catarrhe, la métrite, les gastralgies, sont des dartres internes, des expressions de l'herpétisme vésical. L'expérience montrera que chaque maladie ou groupe de maladies a son signe extérieur, et peut-être chaque éruption se rapporte à un désordre interne : la peste a ses bubons, la fièvre jaune ses pétéchies, les typhus ont des taches, des sudamina; la fièvre intermittente laisse ordinairement un herpès labial. Chaque fièvre éruptive constitue un état général signalé par l'exanthème; on connaît la miliaire puerpérale et l'eczéma du rhumatisme et de la goutte; souvent, la péritonite est suivie d'une éruption, l'urticaire est occasionnée par certains aliments; toutes les cachexies inscrivent sur la peau leurs caractères distinctifs : on connaît bien les taches hépatiques et le masque puerpéral; la couperose, les acnés, sont le partage des constitutions molles et lymphatiques, mais aucune affection ne produit une plus grande variété d'éruptions que la syphilis. Les poisons déterminent tous une sorte d'exanthème ; ce sont des taches, des marbrures, des papules dans le narcotisme. La belladone et les autres solanées ont aussi leurs éruptions; il en vient à la suite de plusieurs médicaments, comme le copahu et la térébenthine, le cubèbe, l'iodure potassique, les mercuriaux, etc.

Des sujets herpétiques sont pris d'accidents sérieux vers l'appareil respirateur au moment où disparaît une arthrite, une dyspepsie, une dartre habituelle; c'est qu'il existe un antagonisme, ou plutôt une solidarité pathologique entre la peau et les muqueuses; il s'y fait un déplacement alternatif par lequel tous les étés ramènent, sur la peau, le travail, les émonctions, les sécrétions que le froid refoulait vers les bronches. Les affections hivernales ne sont pas comme celles de l'été, le catarrhe cède aisément dans la belle saison, et l'hiver met obstacle à la guérison. Des maladies intestinales sont de même nature que celles de la peau et comportent le même traitement : on voit des éruptions se propager de la face au larynx, à l'oreille moyenne et aux fosses nasales; beaucoup de coryzas sont herpétiques, et l'angine pharyngienne, qui accompagne les bronchites, n'a souvent pas d'autre cause. L'herpétisme est quelquefois l'origine des leucorrhées, des pertes séminales, des dyspepsies, de l'hypochondrie et de la consomption. L'eczéma se transmet aux organes génitaux; on voit peu de métrites simples, il en est qui sont dues à l'herpétisme; en effet, le prurit, la rougeur, l'engorgement, les granulations, l'hypertrophie, l'ulcération, les pertes, la douleur et la série des accidents nerveux se montrent successivement chez les personnes lymphatiques, de même que l'éruption dartreuse à ses diverses phases. L'herpétisme est donc le principe d'une foule de maladies rebelles et mobiles qui abondent aux eaux, telles que les névroses, l'hypochondrie, la dyspepsie, le tic douloureux, la surdité, les bourdonnements, qui semblent l'expression d'une même diathèse.

Tout cela est applicable au rhumatisme, à la scrofule et à la syphilis; toutes les cachexies occasionnent des affections rebelles du poumon; la syphilis, portée sur les muqueuses, détermine une sorte de *tabes;* il n'est donc pas indifférent de rencontrer une phthisie sans précédent diathésique ou bien avec un herpétisme, un vice dégénéré. Ce sont les diathèses que la sulfuration atteint le mieux; elle les met en évidence, et, peu à peu, les substitue à la phthisie acquise ou engendrée par la tache primitive.

Ainsi s'explique la guérison de pulmonies réputées incurables chez les sujets atteints de dermatoses. Il suffit d'observer une trace, un souvenir d'herpès pour insister sur la médication qui atteint le principe caché. Par malheur, un préjugé très-répandu contre la dartre éloigne trop souvent l'aveu d'une viciation des humeurs, et ne permet pas toujours de remonter à la source du mal. Sans parler de la syphilis qu'on avoue plus souvent, l'homme le plus sensé voudrait cacher un mal qu'il ne croit pas curable et qui lui semble un motif de répulsion. Disons bien haut que les dartres guérissent mieux et plus sûrement que d'autres maladies; ajoutons que chez quelques personnes, il semble que la santé dépend de l'herpétisme, et décline aussitôt que le travail habituel abandonne la peau. Il ne faut pas vouloir tout guérir quand même, il est sage de laisser au tuberculeux une fistule, un cautère, un eczéma, des hémorrhoïdes. On fait bien de respecter certaines bronchorrhées : la chlorose, les jetées herpétiques, car dans une famille tuberculeuse, des malades soumis à une indisposition qui leur laisse une vie précaire, payent leur dette héréditaire plus tard que ceux dont la santé paraissait florissante (Trousseau).

CHAPITRE VI

CONSEILS AUX BAIGNEURS.

La gelée altère l'eau sulfureuse et la chaleur développe ses propriétés : quand il fait chaud, le principe sulfureux est librement éliminé par la transpiration, mais le froid le retient sur les muqueuses qui déjà sont fluxionnées par le refoulement concentrique des humeurs. En hiver, les accidents propres aux sulfureux deviennent plus communs ; j'ai vu pendant quatre mois l'hémoptysie déterminée par une seule bouteille d'eau Bonne qui était prescrite à chaque époque.

M. O. Henry a concentré les eaux par la congélation pour les réduire au huitième, au dixième de leur volume; l'expérience nous apprendra la valeur thérapeutique de ces préparations ; mais on sait que les eaux naturelles ne sont pas utilement remplacées par les factices; il vaut mieux les prendre à la source, l'évaporation les affaiblit, et l'air détruit l'essence des eaux chaudes ; il est absolument impossible de les former de toutes pièces ; on ne peut les modifier sans les dénaturer. Quel bien peut résulter de la congélation ?

La saison de la cure est celle de l'été ; le temps sec

est le meilleur, et les jours pluvieux ne permettent le bain qu'avec des précautions.

L'établissement d'Allevard s'ouvre à la fin de mai ; il se ferme plus tôt que d'autres eaux bien moins favorisées par le climat ; c'est au moins une prudence exagérée, car le mois de septembre se prête bien à l'usage des sulfureux.

C'est le temps qui doit donner le signal aux malades ; ceux qui prennent deux saisons, qui veulent éviter l'encombrement et ne recherchent pas le bénéfice des chaleurs, trouveront un avantage au début de la campagne ; les autres peuvent arriver quand le ciel n'est plus sombre à Paris ou à Lyon ; il est rare que celui de l'Isère ne soit pas beau les premiers jours de juin. La saison de juillet n'a pas d'autre inconvénient que celui de la foule ; c'est le règne des salons, des bals, des promenades ; on y trouve plus d'entrain, et l'excès de chaleur me paraît compensé par la facilité de la sulfuration ; les plus chaudes journées donnent toujours le meilleur traitement. En dernier lieu vient la foule studieuse et non moins animée des collégiens, des professeurs et des touristes ; chaque époque a son type et sa physionomie.

La gorge d'Allevard, courant du nord au sud, est défendue contre le vent ; à l'est, par le mont Ouvrard ; à l'ouest, par Brame-Farine, qui ont 1000 et 1200 mètres de hauteur ; il en résulte que le soleil se lève tard et se couche de bonne heure ; 2° que l'immobilité de l'atmosphère occasionne quelquefois, même en face des glaciers, une chaleur pénible. Dans une chambre, au sud-est, le thermomètre indique au milieu de l'été de 25 à 27 degrés, je l'ai vu rarement à 28 ; mais l'été, dans les montagnes, est toujours plus supportable qu'à Paris et à Lyon ; ce qui frappe le plus c'est l'absence du vent et la placidité de l'atmosphère.

A la fin de juillet, on éprouve quelquefois le besoin d'un air plus vif que celui de la vallée ; c'est le moment de parcourir le jardin de la Planta et le clos de Châtaigniers ; en suivant ces sentiers fleuris, on domine un vaste panorama dont les plans étagés découvrant la vue du bourg à vol d'oiseau, vont se perdre à l'horizon vers les sommets vaporeux de la Savoie.

Le climat d'Allevard est assez doux jusqu'en octobre; il n'y a guère de serein ni de brouillard, et si nous exceptons les jours de pluie, qui parfois se fond désirer, l'air n'est pas froid, n'est pas humide, et subit peu de commotions ; il permet la promenade le matin et le soir jusqu'à la nuit ; cependant, vers huit heures du soir, s'élève du Breda une brise légère qui parcourt la vallée; alors, pour quelques instants, il convient de quitter le jardin, et la grande galerie de l'hôtel principal ne serait pas un abri suffisant pour des malades. En tout temps il faut éviter les rives du torrent ; il s'en échappe une poussière d'eau qu'on peut voir au soleil et qu'on ne respire pas impunément. Ce voisinage est interdit aux baigneurs qui s'enrhument souvent, et la course du Bout-du-Monde n'est possible qu'au milieu du jour ; elle est moins dangereuse par les temps couverts, n'excitant point la transpiration. Ce Bout-du-Monde, reproduit de cent façons par la photographie, rappelle une jolie vignette suisse; c'est le tableau mouvant de la cascade qui se détache des glaciers, qui écume et mugit dans la verdure et se brise dans le torrent.

Bien que les matinées soient modérément fraîches, il convient de s'habiller plus chaudement le soir et le matin toutes les fois qu'il pleut, de se couvrir de laine au moins pendant la cure; c'est pourquoi je voudrais pour la douche et le bain le manteau de flanelle usité au Mont-Dore.

L'atmosphère des montagnes suffit pour augmenter l'énergie des fonctions; il ne faut donc pas se hâter de soumettre à la sulfuration un malade affaibli et surmené par les fatigues de la route, mais aborder le traitement avec prudence quand le repos a ramené le calme des fonctions; c'est une pratique peu rationnelle de commencer au sortir « de la voiture ou le jour de l'arrivée; » ce qui convient, c'est de se reposer un jour ou deux » pour donner à l'organisme le temps de s'habituer aux » nouvelles conditions où il se trouve pour se presser au » risque de perdre son temps. » (Dupasquier.)

Quand vous arrivez aux eaux minérales, dit Alibert, faites comme si vous entriez dans « le temple d'Esculape, » et laissez à la porte les passions qui agitent votre » esprit ». Comment faire? Dupasquier donne un conseil plus praticable : « Entrez avec confiance et laissez-vous » aller aux impressions qui vous attendent; ouvrez votre » âme aux sensations que doit y réveiller la vue de tous » ces beaux paysages. Qui sait si la peine morale ne cé-

» dera pas en même temps que les douleurs physiques?»

Autant qu'il est possible, on mettra de côté le souci des affaires; la paix et la tranquillité sont le secret de maintes guérisons retardées par le tracas du monde et l'exigence de la famille. Cet abandon, dit Rigollot, permet un doux repos inconnu sous le toit qu'on habite. Cette vie, occupée dans le rien faire, les incidents que le hasard fait naître et les aspects nouveaux d'une nature grandiose, tout cela répand sur la journée un charme qui la fait couler aussi rapide que l'oubli et le plaisir. Que de maux seraient soulagés si nous pouvions rendre la paix partout où elle n'est plus! Ce ne serait pas seulement le secours matériel qu'on irait chercher aux eaux, mais ce baume divin qui nous rend les illusions, qui raffermit les souvenirs et nous rappelle avec l'espoir la première grâce des pensées.

Le baigneur est impressionnable; il faut donc qu'il use de tout avec prudence, qu'il évite les occasions de réveiller ses maux. L'axiome: user sans abuser, qui convient aux personnes en santé, ne suffit plus à des malades; mieux vaut défendre absolument les choses qui peuvent nuire et se montrer plus soucieux d'être utile que d'être agréable; cependant, il est bon d'allier les distractions aux soins du traitement, de rechercher les plaisirs d'un commerce agréable, en préférant les lieux paisibles qui offrent sans fatiguer le bénéfice du paysage et de l'air pur.

Le baigneur, je ne parle que du malade, fuit les entraînements qui augmentent l'excitation, les soirées longues, les réunions, l'exercice forcé ; il vit à l'air, se couche de bonne heure quand il peut, et se lève avec le jour. A la suite de l'étuve, de la douche, et du bain, il se fait porter dans sa chambre, et ne sort qu'après avoir passé une heure au lit, quand il ne reste plus de moiteur à la peau ; comptez peu sur le bain qui n'est pas suivi de sommeil ou de repos ; cette attention est de rigueur par un temps frais, mais les personnes qui ont besoin de mouvement préfèrent la réaction excitée par la promenade au soleil du matin.

Il est peu de malades qui n'abusent quelquefois de leur force ; si ce n'est dans les cas sérieux où la peur conseille la prudence, on obtient rarement pour leur santé l'attention qu'ils donnent volontiers aux affaires de la vie. Dans les moments de fièvre ou de malaise le traitement doit être suspendu ; on peut se reposer quand il existe un mieux notable, auquel cas une plus longue excitation nuirait aux effets obtenus. Jamais on ne regrettera de procéder avec lenteur, et les malades impatients ne savent pas assez que le temps est nécessaire à la médication : celui-ci veut l'activer parce qu'il n'éprouve aucun effet sensible ; il est douteux qu'il s'en trouve bien ; un autre est faible, il tousse, il a de la fièvre ; quelques jours de repos feraient baisser le pouls ; si la cure est prolongée, l'éréthisme s'accroît, la fluxion est imminente, elle peut décider une éruption tuberculeuse. Tel baigneur qui respire aisément l'atmosphère sulfureuse est incapable de braver la chaleur d'une étuve ; il y est vite épuisé par la sueur, il suffoque, il est pris de congestion, d'hémoptysie. A qui la faute? Un accident de ce genre fut provoqué par un indigent qui voulait essayer l'aspiration chaude, *afin d'aller plus vite*. C'est toujours la même logique.

Il faut bien ménager la chaleur de l'étuve et du bain pour les convalescents faibles, émaciés, qui ne supportent pas les transitions, l'air chaud ni la sueur ; qui seraient disposés à l'oppression, à la syncope, aux hémorrhagies.

On fait dans les hôtels des repas copieux qui ne sont pas toujours en rapport avec les besoins ; la faim est excitée par l'exemple, par l'air, le traitement, la société, le nombre et la variété des mets ; on attribue au soufre des malaises qu'on évite avec la sobriété; il vaut mieux retrancher quelque chose à la table qu'aux prescriptions; c'est le contraire qui se fait, comme si l'intégrité des organes digestifs n'importait pas au succès du traitement.

Sans proscrire la glace, il faut la considérer comme un excès aussi nuisible aux catarrheux que les brusques transitions ; elle excite la toux et peut troubler la digestion. Le vin pur est irritant pour un gosier malade; il passe mieux avec l'eau tiède, l'eau gommée ou sucrée.

Les Français ne prêtent pas à ces détails l'attention qu'ils méritent; cependant on ne sert pas à Bonnes l'eau du Gave, mais seulement l'eau panée ou l'eau de riz; dans plusieurs établissements, on bannit avec raison la cuisine épicée, les salaisons, les acides, les crudités, les pâtisseries ; en effet, les aliments lourds, les fruits verts, les sauces vinaigrées, les salades, n'entrent pas dans le régime des baigneurs, et puisque l'eau d'Allevard resserre ordinairement, il est permis d'attribuer aux mauvaises digestions les embarras gastriques, la colique, la diarrhée, qui n'est point rare les premiers jours, surtout les nuits du dimanche et du jeudi. Il n'est pas nécessaire d'observer un régime rigoureux, je ne condamne que l'abus, mais l'estomac doit rester libre pour assurer le repos de la nuit; le malade est en bonne voie quand il digère et dort paisiblement.

Dans toutes les stations, ce qui vaut mieux que l'eau, c'est l'air pur; le baigneur doit le rechercher au dehors et dans son habitation. Sa chambre sera ventilée, grande, claire, pourvue d'une cheminée; ses vêtements seront de laine, chauds, légers, assez larges pour laisser pénétrer l'air et la peau respirer. On ne se figure pas tout le mal qui peut résulter de la mauvaise aération, et combien elle est contraire au développement. Les enfants ne vont plus à l'air, c'est une affaire de les sortir; on exige une mise irréprochable et des parures inventées pour gêner le mouvement ou nuire à la croissance. La jeune fille en riche toilette se flétrit dans les salons; elle n'a pas de sang et s'épuise au premier acte de nubilité. Demandez compte des souffrances de la femme, dit Bonnet, à l'éducation mal comprise des jeunes filles, natures étiolées, dont l'âme vit aux dépens du corps, incapables de supporter l'attribut de leur sexe.

Une pièce sans cheminée doit contenir au moins 30 mètres cubes d'air pour huit heures de repos, c'est pourquoi le sommeil est lourd quand il est pris dans un espace insuffisant. Je me souviens d'un malade qui, se trouvant bien le jour, se levait avec du malaise, des vertiges, des pesanteurs qu'il mettait sur le compte des eaux; il allait donc partir extrêmement découragé, quand je lui fis choisir un logement plus vaste où il trouva le bien-être et la guérison. Que de malades souffrent parce qu'ils ont une chambre à deux lits trop petite pour un seul!

Allevard démontre bien la puissance de l'aération; l'humidité, l'étroitesse des rues et la malpropreté des maisons adossées au talus de la montagne, la vermine, la souillure des vêtements, les privations, et peut-être les mariages consanguins, avaient produit une agglomération de goîtreux et de crétins; aujourd'hui l'air circule dans les rues élargies, des constructions plus saines remplacent peu à peu les étables qui préparaient le rachitisme, enfin les conditions matérielles s'améliorent si bien qu'en peu d'années on cherchera peut-être un spécimen de ces êtres disgraciés où l'homme reconnaît avec peine son image, triste ébauche dont le germe frappé dans le sein maternel, comme un fruit dans sa fleur, n'y trouve pas les éléments d'une complète organisation. En pensant qu'après les croisades la France avait seize mille léproseries qui ont toutes disparu, il est permis de compter sur l'extinction du crétinisme.

On comprend la nécessité de vivre sous le ciel et non dans l'atmosphère méphitique d'une salle de réunion, de faire chaque jour un exercice en rapport avec ses forces, assez long pour favoriser le mouvement, jamais assez pour affaiblir. Or, la meilleure promenade se fait à pied, mais une course exagérée laisse de la fatigue, de la soif, de l'agitation, et trouble le sommeil. On s'enrhume aisément dans les bois quand la peau est couverte de sueur. L'asthmatique et le convalescent doivent choisir les chemins plats et s'arrêter quand ils sont oppressés ; une ascension facile ne peut nuire au baigneur qui respire aisément; pour celui qui marche avec peine, la voiture ou le cheval sont salutaires et permettent des distractions qui ne sont point à la portée des promeneurs; néanmoins il faut éviter les allures trop vives qui accélèrent la respiration et provoquent la toux. J'ai vu bien des malaises, des douleurs, des hémorrhagies réveillées chez les femmes par l'équitation ; ajoutons que l'âne fatigue encore plus que le cheval.

Le calme est une condition indispensable aux organes souffrants ; on l'obtient en se couchant de très-bonne heure, en fuyant les commotions, les excès de tout genre et les travaux d'esprit qui peuvent augmenter l'éréthisme nerveux. Ce conseil est absolu pour les malades qui ont des palpitations, des migraines, des hémorrhagies, des congestions ou des vertiges; pour les jeunes personnes habituées à la vie de famille, celles dont la croissance est pénible ou trop hâtée par l'existence du grand monde, par les veilles prolongées, les plaisirs, l'excitation prématurée; mais le fruit défendu a plus d'attrait; la jeune fille qui accepte avec peine un exercice bienfaisant aura toujours assez de force pour la danse qui l'agite, qui la prive de sommeil, lui fait perdre le bénéfice du traitement et la dispose mal aux soins du lendemain.

On ne sait pas combien le repos est nécessaire aux personnes qui ont une poitrine délicate, et quelquefois on leur défend de se coucher ! Le lit n'affaiblit pas, au contraire, il répare les forces ; le malade étendu ne fait aucun effort et ne dépense pas, il sent plus de vigueur, on le voit bien à sa figure, à sa voix, à son humeur ; souvent au milieu du jour il a besoin de se reposer, laissez-le faire, il quitte volontiers son lit quand il a repris des forces ; rien n'est plus propre à guérir la bronchite ou la faire avorter lorsqu'elle est imminente.

Évitez le touriste vigoureux qui voyage pour se distraire, il est toujours en mouvement et voudrait imposer son régime à tout le monde sans comprendre ni la faiblesse, ni la fatigue, ni l'oppression ; il arrange tous les jours des parties qui l'amusent mais qui épuisent le convalescent. Les malades sont oppressés par la conversation même à voix basse ; je prescris le silence au moins à l'air toutes les fois que le larynx est irrité.

Le bal est en quelque sorte un mal qu'on ne peut empêcher, mais il faut en éloigner les jeunes gens qui ne peuvent sans danger respirer un air impur et chaud, qui toussent, qui sont oppressés, qui s'agitent la nuit ; on peut les voir pâlir subitement quand ils entrent dans un salon ; toutefois le sommeil prolongé nécessaire à la femme, aux enfants, au malade, à tous les êtres faibles ou adolescents, nuirait à l'âge mûr, aux vieillards qui se trouvent mieux des veilles modérées.

Il y a des baigneurs qui semblent affecter de ne pas crôire à la vertu des eaux ; ce sont les plus crédules qui ont ce préjugé, les esprits forts qui discutent la médecine et donnent leur confiance au remède vulgaire à la quatrième page des journaux. Demandez-leur comment ils pensent expliquer le goût des animaux pour les eaux sulfurées. On sait bien qu'elles guérissent la pousse des chevaux, et les sceptiques ne voudraient pas invoquer pour cette cure les effets de la distraction. En ce bon vieux temps, disait Paulhot, il y avait place à Aix pour bêtes et pour gens, les chevaux y portaient comme à Cauterets, leurs fourbures, leurs pousses, leurs bronchites.

D'autres malades, imaginant que l'usage des eaux peut être indifférent, mesurent leur confiance au liquide absorbé, au chiffre de leurs bains, à leur température ; il en est qui veulent expédier, j'allais dire escamoter, leur cure en peu de jours, à époque déterminée, ainsi qu'une échéance, une affaire d'intérêt qu'on mènerait plus vite avec un peu d'habileté ; on les voit exagérer les prescriptions, ou bien se libérer dès le matin, en faisant coup sur coup ce qui exige une partie de la journée. Un Anglais, pour finir en huit jours ce qui en demande vingt-cinq aux Français, prenait trois bains par jour, en buvant dix verres d'eau ; cet exploit le retint six mois au lit avec des accidents paralytiques.

Les malades gagnent beaucoup en prenant la cure au sérieux ; en général ils boivent mal, se baignent mal, aspirent mal ; ils ne savent ni se doucher ni se gargariser ; ils négligent les soins et les détails qui font partie essentielle du traitement : la plupart n'obtiennent pas le bénéfice qu'ils espéraient. Il est injuste d'attendre tant des eaux ou de leur demander immédiatement une santé parfaite, sans y prendre aucune peine ; il faut compter un peu sur soi, car la nature ne fait rien sans effort de notre part ; on ne guérit jamais un malade malgré lui.

Le peuple aime la drogue et veut qu'une médication se traduise énergiquement par des effets sensibles, par des crises, des sueurs, des sécrétions, qui doivent rejeter tout ce que les humeurs contiennent de nuisible. Cela peut être vrai lorsque le traitement est conduit avec prudence ; en pareille matière, il n'y a qu'un juge compétent ; les étuves, la douche, le bain chaud, la boisson, ne sont jamais indifférents ; il est rare qu'une cure soit exempte de crise, l'attention ne préserve pas toujours des accidents, et les personnes les plus sages, dans les affaires de la vie, sans excepter le médecin, sont inhabiles pour leur santé ; qu'attendre d'un malade toujours prêt à forcer, à changer, discuter les prescriptions, à préférer celle de son voisin, à imposer la sienne? Ici le réglement a dépassé le but, qui devait être l'indépendance du baigneur et du médecin. Aujourd'hui, l'emploi des eaux n'est soumis à aucune autorisation, ordonnance ni contrôle. Cette disposition est contraire à l'esprit de la loi, qui punit la délivrance d'un remède actif sans prescription ; elle est contraire, puisque la loi reconnaît que les eaux minérales sont des médicaments, elle nuit à un grand nombre de malades, qui regardent les eaux comme un agent inoffensif et salutaire dont ils ne peuvent trop user, et je ne parle point de ceux qui en boive à satiété, *parce qu'il n'en coûte pas plus cher.*

L'État, surveillant à bon droit la pharmacie, devait réglementer les eaux qui peuvent nuire, et le bon sens voulait que nul n'y fût admis sans la direction d'un médecin justifiant de sa capacité par le diplôme. Les personnes instruites ne croient pas inutile de consulter; à celles qui voudraient s'en dispenser, il faut dire qu'elles ne peuvent gagner du temps, ou suivre leurs idées impunément; d'ailleurs, il n'est pas un médecin qui ne donne un conseil gratuit et ne soit volontiers le directeur des pauvres.

L'intervention des praticiens est nécessaire aux eaux, j'entends une intervention libre et sans plus d'entraves que dans les villes, ainsi le veut le règlement. Le malade est absolument incapable de se conduire, et sa guérison dépend beaucoup de la méthode; quand elle manque, il arrive ce que produit la médication que l'on fait en aveugle. Nous pouvons dire avec Sénèque : Nul n'est assez fort pour se tirer tout seul du vice, il est besoin que quelqu'un prête la main et le dégage. L'émancipation du baigneur, dit le docteur Guilland, le fait tomber dans le domaine du garçon de bain, du sécheur, de tout le monde; en exemptant de l'ordonnance magistrale, on en inflige vingt d'incompétentes.

La liberté des eaux est dangereuse, mais on sentait, dit-on, partout les entraves du monopole, on se heurtait à l'exigence de l'inspecteur; il a fallu restreindre son action, dans l'intérêt de tous, substituer au privilége l'émulation, le droit commun à l'arbitraire..... Les abus tenant au personnel restent les mêmes, l'inspecteur n'a rien perdu, ses confrères n'ont rien gagné, le baigneur seul est libre de se rendre plus malade. Il suffisait de réduire l'inspection à une surveillance effective bienveillante; on a parlé d'inspecteurs non médecins, ce serait pire; il valait mieux s'en tenir au conseil qui fonctionnait si bien à Aix pour l'honorabilité des médecins, pour la science et pour les malades.

Limite de la cure. — On demande souvent quelle sera la longueur de la cure, et généralement on la porte à vingt et un jours, comme si le nombre avait une raison, un avantage spécial. Le moindre inconvénient de ce calcul serait d'en faire une question de temps. Les baigneurs prolongeaient leur séjour alors qu'ils allaient en voiture; ils voudraient aujourd'hui se traiter à grande vitesse. Une saison tronquée ne peut avoir qu'une action éphémère; il est probable qu'on guérirait plus de malades sans le fatal préjugé de vingt et un jours. M. le docteur Daumas lui assigne une origine qui prouverait une singulière imitation; autrefois, on allait aux eaux avec des idées sérieuses, mais les femmes, forcées par le besoin de leur organisation, de s'abstenir du traitement durant quelques jours, ne pouvaient s'y livrer que dans les limites d'un cercle lunaire; de là seraient venues l'habitude et la prétendue obligation des vingt et un jours. Il est vrai que les femmes s'en sont à peu près affranchies, mais les hommes y tiennent.

Les anciens, qui se rendaient aux Pyrénées, restaient

deux jours avant de boire; au lieu de s'arrêter brusquement, ils réduisaient peu à peu les prescriptions, et la saison finie, prenaient encore quelque temps de repos avant de se mettre en route: nous devrions les imiter.

Une saison ne peut être fixée d'avance, pas plus que la durée de l'affection, la tolérance des sulfureux, les ressorts de l'économie; on ne voit pas disparaître en quelques jours un mal qui compte des années, et le temps nécessaire à un baigneur serait insuffisant ou trop long pour un autre, il en faut pour tarir les sécrétions exagérées, pour fixer à la peau l'activité qu'elle a perdue. Un pulmonique ne prendrait pas impunément le soufre à large dose; il est d'observation que les sujets bilieux ou calculeux le tolèrent beaucoup moins; cela suffit pour donner aux maladies des reins, du foie, de la vessie, la plus grande attention.

On peut, suivant les cas, prolonger, ralentir le traitement, le doubler quelquefois, le borner à peu de jours. aux plus faibles proportions; il est permis de le poursuivre aussi longtemps que le malade est soulagé; il serait peu médical d'attendre un résultat complet, d'insister quand on éprouve un bien-être sensible, mais stationnaire ou décroissant. Le traitement n'est limité que par la guérison, le malaise ou la saturation; celle-ci ne saurait être exagérée sans inconvénient; aussitôt qu'elle existe, le baigneur prend une extrême répugnance pour l'eau, en perdant le sommeil et l'appétit, mais les symptômes de la maladie lui cèdent le terrain, et la lutte n'est pas terminée avant un mois. On modère, on suspend tout ce qui n'est pas aisément supporté, on l'arrête aussitôt que la médication conduite avec prudence irrite sans profit; la science du médecin consiste à finir au bon moment.

Des malades sont soulagés soit immédiatement, soit après une excitation qui semble protester contre le traitement; c'est un malaise général, avec dégoût, réveil, ou même aggravation du mal. Quelquefois deux ou trois semaines n'ont amené aucun effet sensible, le travail réparateur étant masqué par une irritation momentanée. Un asthmatique a pris jusqu'à six verrées d'eau avec quatre ou cinq heures d'inhalation sans être incommodé pendant quarante-cinq jours, après lesquels je suspendis la cure. Dans ces cas, il ne faut point renoncer à la guérison, elle a été satisfaisante chez ce dernier malade.

L'eau d'Allevard est assez énergique pour exiger beaucoup de prudence et de temps; les modifications qu'elle amène sont si nombreuses qu'il faut bien les connaître pour saisir les indications, mieux vaut boire convenablement que de boire beaucoup, et j'espère d'autant plus que la sulfuration se montre douce, prompte, facile, et sans aucun mouvement de réaction. Le meilleur emploi des eaux consiste donc à les prendre longtemps à faible dose, avec du repos. Plusieurs familles n'ayant pas quitté Allevard durant l'été, je n'ai vu ni traitement mieux fait ni plus complète guérison.

Vingt-cinq ou trente jours bien employés suffisent ordinairement, mais ne concluons pas que la moitié ou le quart de ce temps soulagerait dans la même proportion ; en quelques jours on arrive seulement aux effets primitifs de la sulfuration qui peut donner un surcroît de malaise.

Ne promettons jamais un bien-être immédiat, car la médication est soumise à des mécomptes que rien ne fait prévoir ; tandis que les sujets faibles sont contraints à procéder avec lenteur, j'ai fait prendre avec succès le même jour un bain, une douche, une étuve, j'ai réussi en donnant deux douches dans la matinée.

Quand la fatigue arrive, un repos de quelques jours, un voyage, une course un peu longue, sont les meilleurs moyens d'achever la saison, et tout le monde a éprouvé que l'exercice est plus facile et bien mieux supporté vers la fin de la cure qu'au début. La fièvre de sulfuration est annoncée par les signes suivants : céphalalgie, trouble des sens, plénitude générale et goût de soufre, éruptions, lassitude, tremblement, sueur, insomnie, rêvasseries, inappétence, pesanteurs, pénibles digestions, selles noires fétides.

Les enfants sont irritables, disposés à l'inflammation, ils ne peuvent supporter qu'une sulfuration douce et lente, les vieillards n'exigent pas moins de ménagement, s'ils ont une tendance aux congestions vers le cerveau ; chez les femmes, il faut surveiller les organes de la reproduction, et s'attacher à ne pas troubler les fonctions périodiques.

Le malade ne peut juger du résultat définitif par l'impression qu'il éprouve au départ, l'excitation sulfureuse est alors au maximum, elle est marquée chez les enfants par une pétulance étrangère à leur habitude, ou excessive, par une irritabilité qui n'épargne pas toujours les personnes raisonnables; aussitôt que la médication est suspendue, on arrive au bien-être, on jouit du bénéfice de la cure, il n'y a plus d'excitation.

On devrait éviter de voyager quand on quitte les eaux sulfurées, parce que l'économie subit encore longtemps leur influence. Pendant un mois, une médaille appliquée sur la peau sera noircie par l'hydrogène sulfuré. Il importe que les modifications opérées s'épuisent lentement et sans interruption; nous blâmons le baigneur qui se met en campagne et profite de son élan pour entreprendre des ascensions et des voyages qu'on ne fait pas sans précaution dans l'état de santé, et ce n'est pas seulement la fatigue que je crains, mais encore plus le froid qui compromet le bénéfice de la cure en supprimant tout à coup la sueur et l'activité concentrée vers la peau. Outre les accidents dont nous sommes témoins, les malades éprouvent chez eux du malaise et des douleurs qu'on attribue à l'eau. Je me souviens de deux baigneurs qui allèrent malgré mes conseils à la Grande-Chartreuse; l'un d'eux mourut en route et l'autre fut gravement indisposé. Ce voyage est sans péril avant la cure.

Le bain de mer, en quittant les eaux, est une mode inconséquente, désastreuse, occasionnant beaucoup de maladies; en effet, la sulfuration exige le concours de la chaleur, elle excite vers la peau un travail qui doit être respecté comme une crise favorable ; le bain produit un mouvement inverse, une perturbation qui retentit sur les organes faibles. Un grand nombre de pulmoniques font remonter l'explosion de leurs maux au bain de mer ou de rivière. Il a suffi d'une suppression, d'un mouvement fébrile, et nous savons par quelle température on est forcé de se baigner sur les plages de l'Ouest. Nous insistons sur ce point qui nous est signalé par M. Afre de Biarritz. Or, ce qu'il veut éviter dans le golfe de Gascogne est bien plus dangereux sur les rives de la Manche. Le docteur Barthélemy, qui prenait à Toulon des mains de mer en novembre 1859, y trouvait les 13 degrés qu'il avait eus dans la Manche au mois d'août.

On prétend retirer un avantage de la vague et de la houle, mais la houle est plus abordable avec une eau plus chaude, avec le calme nécessaire aux affections de la poitrine. La vague est soulevée par le mauvais temps, et le froid devient toujours l'occasion des pulmonies. D'ailleurs, que font les vagues au baigneur qui reçoit le bain d'immersion, à tous ceux qui ne passent dans l'eau que deux ou trois minutes? Le choc des lames produit un ébranlement pénible et dangereux pour les maladies abdominales, etc.

Le bain de mer est salutaire dans les états où la faiblesse, le manque d'air, les passions tristes, les pertes, l'épuisement, le lymphatisme, la mollesse ont une grande part; en un mot, pour les gens du monde qui s'étiolent dans les villes : il fortifie promptement les sujets qui réclament la médication iodurée saline. Emménagogue au point de ne pas être indifférent pour une femme, sa puissance est incontestée, mais il n'est point un remède banal et ne possède aucune action déterminée; aisément il dépasse le but, et nuit toutes les fois que la réaction est difficile ou trop marquée, encore plus quand il y a disposition tuberculeuse; entre les deux écueils il n'est point facile de rester dans un juste milieu.

Le bain frais, utile aux enfants qui manquent de ton, est défendu à ceux qui toussent, qui ont la fièvre, qui seraient disposés aux congestions. Les effets du bain de mer sont dus au moins partiellement à l'impression du froid ; il est fortifiant pour l'organisme qui les supporte bien, mais il produit sur les organes respirateurs un orage, une poussée que la réaction n'enlève pas toujours. C'est souvent un quitte ou double qui réclame une indication bien positive.

La thérapeutique maritime est un moyen dont nous sommes encore loin de calculer l'application et la portée, avec lequel on est toujours près de l'abus. En été, je veux dire quand il fait chaud, admettons que tout se passe bien : on se baigne, on s'habille, on s'amuse, on fait toilette; mais la population qui se fait voir sur la côte au mois d'août est moins brillante au milieu de l'hiver; c'est toujours aux catarrheux que je fais allusion. Les bains froids ne s'appliquent pas utilement aux maladies qui réclament les sulfureux. Eau thermale et bain de mer sont opposés par un antagonisme radical; mieux vaut s'en abstenir que de les prendre tous les deux.

Ce n'est pas tout; dans plusieurs stations, l'eau de mer est altérée par l'alluvion des fleuves qui traversent les grandes cités, alluvions de la Seine et du grand collecteur ! La Seine suit son cours au delà d'Honfleur et jusqu'à l'Orne, sans mêler à l'Océan son eau jaune, bourbeuse. Dans ce parcours, au lieu d'un sable lisse et blanc, il n'y a que du limon; toutes les plantes disparaissent, le poisson perd ses qualités, l'analyse ne donne plus les éléments qne l'on retrouve au large, l'eau est impure, peu salée, chargée de détritus; n'est-ce point une cause de ces fièvres qui reviennent chaque année sur les points où se mélangent les eaux douces avec celle de la mer, sur les rives de l'Orne, à l'embouchure de la Seule, de la Dive, de la Touque, de la Seine? Si nous sommes dans le vrai, le mal augmentera. Les malades ne se méfient pas assez de la spéculation et des grands capitaux qui font la mode. C'est dieu Plutus qui règne en souverain sur la plage, sur la presse et la Bourse.

Peut-on prendre des bains après la cure? Nous avons dit que le malade ne doit point se baigner pendant qu'il est soumis à la sulfuration; mais le bain tiède, que l'on prend quelquefois au milieu de la saison, est permis en tout temps.

Si l'on fait dans le même été le traitement sulfureux et hydrothérapique, il faut laisser entre les deux un intervalle de vingt jours. Celle-ci ne peut être assimilée au bain de mer, elle n'est que de l'eau pure, jamais à l'air et toujours avec surveillance du médecin. Toutefois, il importe de commencer par l'hydrothérapie; son effet sur les téguments ne sera pas contrarié par celui des sulfureux.

Voici, pour nous, une question fort importante : la direction d'un malade soumis au régime des eaux. Le respect des choses établies est un devoir facile et duquel on sait bon gré; il n'est pas moins utile à la considération professionnelle qu'au baigneur. Le médecin des eaux ne pourrait, sans témérité, substituer son opinion à celle du médecin traitant; il doit d'abord accepter la prescription, s'y attacher sans songer à recueillir le fruit du traitement, dont les effets arriveront plus tard. Un malade lui est confié comme un dépôt, il l'assiste de tout son pouvoir et sa mission finit à l'issue du traitement, au départ du baigneur. Cependant, il lui appartient de surveiller l'action des eaux, de la régler, avec la pensée de remplir l'indication utilement. D'autre part, le médecin qui livre à son client une note détaillée, jour par jour, l'expose à des contradictions, des embarras, des incertitudes qui tournent rarement à son profit. Est-il possible de donner à distance une bonne direction, de prévoir les changements nécessités par la saison, les accidents, l'action de l'eau? Une lettre d'introduction qui témoigne plus d'intérêt accorde mieux les convenances; le sujet en vaut bien la peine.

STATIONS HIVERNALES.

STATIONS HIVERNALES.

La plupart des malades soumis à la sulfuration guérissent plus aisément quand on a pu les soustraire au froid ; ils prennent l'eau dans la belle saison qui apaise leurs maux; le traitement est plus sérieux, plus nécessaire pendant l'hiver ; il faut donner à chacun d'eux le repos et le milieu qui convient à son état; or, l'hygiène qui préside à l'évolution de l'enfance, à l'entretien du corps adulte, est ici le remède souverain; car les médicaments et les savantes combinaisons de la chimie ne vont pas au delà du symptôme et ne rendent pas la santé. D'ailleurs, les pulmonies et les constitutions ne se ressemblent pas ; les climats tempérés ont des indications bien différentes, mais le choix est difficile et l'erreur dangereuse; en effet, si des phthisiques vivent malgré les prévisions, si d'autres ont succombé avant l'époque présumée, c'est peut-être que la condition capitale observée dans un cas est négligée pour l'autre, et la mode a plus de poids que la logique et l'opinion du médecin.

L'air que nous respirons incessamment est plus indispensable que l'aliment proprement dit ; la race humaine s'affaiblit dans l'agglomération ; les enfants de la campagne sont plus forts, dans la ville ils perdent leur fraîcheur ; la plus chétive nourriture fournit au laboureur un sang plus riche, les repas succulents ne donnent pas au citadin la vigueur et la santé : c'est l'air qui fait la différence ; il est en quelque sorte la mesure de la vie comme son aliment.

L'action de l'air domine le traitement des affections chroniques, surtout de celles du poumon ; le changement amène quelquefois des résultats inespérés, quand la croissance est arrêtée, quand la chaleur faisant défaut les forces ne suffisent plus à la résolution. Des malades qui ne pouvaient pas digérer se nourrissent très-bien dans un autre milieu où ils vivent à l'air. L'atmosphère d'une chambre peut rester uniforme et tempérée, mais dans l'isolement l'esprit devient morose, la nutrition languit, et l'organisme acquiert une telle sensibilité, que le retour à la vie commune réveille les accidents qu'on voulait prévenir ; le vieillard seul peut supporter ce régime claustral, on ne se fortifie qu'avec de l'oxygène ; l'exercice en plein air est le meilleur stimulant de l'appétit, de la respiration, et le plus sûr moyen de suspendre la toux, la sécrétion bronchique, les sueurs et la fièvre.

Cependant il ne faut pas exagérer la puissance du changement et déplacer un malade à tout prix en lui faisant quitter sa famille, son pays, ses affaires ; dans le doute attendons ; il vaut mieux céder que contraindre ;

attendez si vous êtes en face d'un état aigu, d'une éruption tuberculeuse ; il est cruel de le soumettre aux fatigues de la route s'il ne doit pas trouver la juste compensation du bien-être qu'il abandonne. Laissons chez eux, tant qu'ils voudront, les sujets atteints de fièvre hectique, je dis hectique, parce que la fièvre de la bronchite n'empêche pas le déplacement. On peut faire voyager les jeunes gens que l'air humide et froid disposerait à la phthisie, alors surtout que les signes sont déclarés. Les faibles constitutions se fortifient dans les zones tempérées; l'émigration, si bienfaisante pour les enfants, perd beaucoup de sa valeur dans un âge avancé : elle est au moins le complément d'une médication qui ne doit laisser aucun regret.

2° Le changement ne saurait dispenser des précautions, car l'imprudence perd souvent tout le fruit du voyage; un malade qui vivait d'une manière supportable souffre et finit par succomber en pays étranger, parce qu'il a négligé les soins qu'il recevait dans sa famille; tel autre, qui supportait l'hiver sans peine, se trouve plus mal en été. Mais qui peut calculer les conséquences d'un mauvais choix ? Pour celui qui réclame un traitement sérieux, il n'est pas indifférent de gagner un degré de chaleur, d'éviter l'humidité, les brouillards, la brise de mer, et la neige ou la pluie ; il faut donc tenir un compte rigoureux de l'état du malade et de toutes les circonstances qui distinguent les climats ; les confondre ce serait prendre une drogue au hasard pour l'employer à tout propos. Par malheur, les stations hivernales, plus importantes que celles de l'été, sont encore moins étudiées; les distinctions proposées comme règle sont en contradiction, et n'ont aucune base; on se contente quelquefois d'ordonner le Midi; c'est bien vague, car le Midi s'étend de Cadix jusqu'à Naples, et comprend des localités bien différentes; je passe les réflexions d'une malade qui eut à choisir entre Arcachon, Pau, Nice ou Hyères.

On tranche avec légèreté sur la question du déplacement, et les livres ne sont pas faits pour éclairer; dans un traité fort connu en Angleterre, il est dit qu'on voyage aussi bien en Égypte qu'en Italie; on entreprend de comparer Madère et Rome, à Londres....; le malade manque de direction, et quand il se déplace il obéit le plus souvent à un caprice qu'on ne veut pas contrarier. Le médecin consulté va décider peut-être de sa vie; qu'il se recueille pour peser attentivement les forces du patient, son origine, sa constitution et la nature de ses maux; 2° pour comparer les convenances des stations qui peuvent être sur le littoral, près de la mer ou dans les terres, à l'abri des hauteurs ou bien le long des fleuves, humides, sèches, battues par le vent; 3° pour conseiller, dans la ville qu'il choisira, le meilleur site, des pièces élevées, larges et bien fermées, des maisons point humides, établies sur terrasse, au sud ou au sud-ouest; celles qui sont appuyées sur un talus, entourées de jardins, exposées aux courants d'air, ont un désavantage; il en est qui manquent de vue, qui sont mal orientées, dominées par un sol humide, qui n'ont pas de soleil, qui le reçoivent tard...; il n'est pas de petit détail pour le malade en quête d'un logement.

Après avoir étudié la phthisie sous toutes les latitudes, dans la famille et les hôpitaux, dans les villes d'hiver et les stations sulfureuses de l'été, délivré d'une affection rebelle contractée dans les colonies, nous croyons être utile en offrant, avec nos réflexions, les motifs qui peuvent guider dans le choix des stations.

Établissons d'abord que la phthisie n'est pas une tache primitive et fatalement inhérente à l'humanité, comme si elle était dans le plan du créateur; elle est acquise; on la fait naître à volonté; elle se multiplie à mesure qu'on s'éloigne de la nature et que le sens moral s'affaiblit; elle est souvent fille du vice, de la misère, des grandes villes où tout abonde, si ce n'est l'air, ce luxe vivifiant du pauvre et du laboureur; c'est si vrai, que tous les animaux enfermés meurent tuberculeux.

La tuberculisation est la cachexie-type de l'espèce dégénérée, le dernier terme où peuvent aboutir les affections chroniques, les vices constitutionnels strumeux, cancéreux, syphilitiques; l'herpétisme, le paludisme, l'anémie, l'épuisement, le chagrin, les privations; mais le plus ordinairement elle est de longue main préparée par la disposition des ascendants, et de plus près par des troubles, des lésions nerveuses peu connues, par la viciation, l'insuffisance de la nutrition. Un grand nombre de maladies qui ne sont pas tuberculeuses finissent par la phthisie, ou comme la phthisie; le mariage la précipite; on la voit succéder même à l'inflammation, à l'angine, au catarrhe, à l'arthritisme, à toutes les diathèses, en un mot, à toute cause qui atteint le principe vital et la force plastique.

La phthisie peut se produire en dehors de l'hérédité, traverser plusieurs générations pour se développer; elle s'arrête, et reparaît dans la famille ou l'individu avec ou sans nul antécédent. Ses manifestations extérieures s'effacent quelquefois, le principe restant avec son aptitude à se transmettre. Unique, dans ce sens que le tubercule est sa caractéristique, elle est multiple dans sa forme, et ses aspects varient parce qu'elle est l'aboutissant d'un grand nombre d'affections, ni âge, ni tempérament ne pouvant lui échapper. Le tubercule, dit Pidoux, se mêle à tout, se fait de tout, termine tout. Elle perd heureusement sa mauvaise réputation, sa curabilité n'est plus douteuse, on sait bien qu'elle est moins à craindre dans les cas où l'herpétisme est le plus accusé : reconnaissons encore que souvent nous sommes consultés au dénoûment de la phthisie; pour la combattre mieux, il faudrait la prévoir, neutraliser les causes prédisposantes, faire du sang, et doter le sujet d'une meilleure constitution ; tout cela est possible avec le temps.

En voyant ce que devient le fruit sauvage cultivé, ce qu'on obtient des espèces domestiques, il est permis de croire que la culture ne serait pas moins féconde pour les enfants ; mais on prime les bestiaux, l'industrie des éleveurs est protégée, rémunérée; l'homme seul n'obtient pas l'attention qu'il mérite, et s'éloigne insensiblement de la beauté du premier type.

L'éducation est capable de prévenir le tubercule, mais

aussitôt qu'il est soupçonné chez les enfants nés de parents suspects, la plus sûre médication est un air doux, par conséquent le séjour dans les régions moyennes tempérées. Telle n'est pas l'opinion du docteur Graves. « Il est, dit-il, parfaitement absurde d'envoyer un habitant » des îles Britanniques sur un point quelconque du con- » tinent européen : je préfère les Indes Orientales ou Oc- » cidentales, la Caroline, la Floride, les États septentrio- » naux de l'Amérique sud, de l'Égypte, etc... » Pour juger la proposition, il suffit de comparer les diverses régions. Calcutta, Madras, Bombay, Maïssour, sont situés, depuis le 6e jusqu'au 25e degré de latitude nord, et comme le Bengale, interdits aux pulmoniques ; Maïssour est par 12°, Madras 13°, Bombay 19° et sur le Gange, Calcutta 23° sur les rives de l'Ougly. L'archipel des Antilles s'étend du 10e au 20e degré nord. La Floride et la Caroline ont un ciel doux, mais il n'est pas avantageux de traverser l'Océan pour avoir la température de Madère et des Canaries repoussées par M. Graves. Enfin, dans les États septentrionaux de l'Amérique sud, qui se trouvent sous l'Équateur, la phthisie est plus commune qu'en aucun lieu. Il est probable que les données du savant professeur n'ont pas été le fruit de son expérience.

S'il est un point, dit Bayle, qui met d'accord la croyance populaire et les données positives de la science, c'est celui de l'influence que les climats tempérés non humides ont sur les maladies, et sur la conservation de la santé, et c'est dans la phthisie que cette action est le moins contestée.

Examinons d'abord deux questions qui ne sont pas nettement résolues : la mer et les pays chauds, sur lesquels des médecins qui n'ont pas navigué se trompent quelquefois.

A. L'influence maritime doit être envisagée sous différents aspects, suivant les zones, la mer, la plage, les stations voisines du littoral.

1° L'air marin qui subit le maximum de la pression, contient plus d'oxygène et vraisemblablement un peu d'iode ; il en résulte une tonicité générale, une hématose plus active qui fait résoudre les engorgements. Les sujets lymphatiques, dont la circulation est languissante, se raniment dans ce milieu ; mais l'air humide et vif, trop excitant pour les poumons engoués, rétrécis, encore plus pour un larynx faible, provoquerait la toux, la fièvre, l'hémoptysie, chez les malades faibles ou doués d'une vive sensibilité. On redoute les brouillards de Lyon, de Paris, de Londres, mais que sont la Seine et le Rhône comparés à la mer ? L'humidité des fleuves se dissipe, elle est constante sur le littoral, et tenace au point de faire périr les plantes non marines ; peut-elle donc saturer impunément l'air que respire un fiévreux, un phthisique, un catarrheux, et comment rappeler les fonctions de la peau sous un ciel humide et sans cesse agité ?

L'influence maritime varie sur tous les points et participe aux caractères du climat ; évidemment, elle sera plus douce vers les zones tempérées que dans celles où le malade lutte déjà contre l'excès de chaleur ou de froid ; les brises de la Méditerranée qui viennent de l'Afrique sont plus chaudes que celles de l'ouest; mais la phthisie marche toujours plus vite sur la mer que sur le continent. Si *la vivifiante salubrité de l'atmosphère maritime, l'air tonique de la mer, la pureté des vents du large comme le ciel de l'Italie* séduisent à distance, les médecins savent que pour jouir de ces bienfaits, il faut avoir une constitution pulmonaire irréprochable. Le phthisique ne subit jamais impunément l'humidité, l'air salin, les orages, le mauvais temps, ni les brusques variations de la température, qui nulle part ne sont aussi communes, aussi pénibles qu'à la mer. On ne peut conseiller la navigation qu'à certains malades sans fièvre, durant l'été, par un temps calme et dans un climat doux. La tentative est périlleuse quand toutes ces conditions n'existent pas : hors des cas exceptionnels, je redoute pour eux le climat de l'Équateur et la navigation. J'ai vécu plus de vingt ans sur la mer tropicale, et je renonce à mon opinion si elle est démentie par un seul de mes confrères.

Grâce au régime, à l'exercice, à la vie réglée, les marins obtiennent à la mer un prompt accroissement de vigueur et de santé; mais la phthisie s'y termine ordinairement avec la rapidité des maladies aiguës. Un soldat jugé valide en partant de Brest, à bord de la *Constitution*, se plaignit peu de jours avant d'arriver à Cayenne, et mourait deux mois après l'invasion du mal. De pareils faits sont ordinaires sur les bâtiments qui séjournent aux colonies, cependant les poitrines délicates sont écartées du service de la flotte. Malgré toutes les précautions, la phthisie est plus meurtrière chez les marins que dans l'armée de terre, et plus fréquente dans les stations navales que dans nos ports.

2° Le littoral, qui est la partie basse du continent et supporte la plus grande pression barométrique, avec moins de vicissitudes que la mer, présente bien l'athmosphère dense et pure, qui convient au poumon exempt de tubercules et aux convalescents ; il répare souvent les désordres amenés par l'inaction, le manque d'air, l'existence énervante des villes ; par l'anémie, la débilité musculaire, l'hystérie, la dyspepsie, le lymphatisme, l'engorgement glandulaire des enfants ; tout cela n'est possible que l'été ; mais, en outre, l'air marin se montre rarement aussi calme que dans la plaine, et la moindre agitation donne en hiver la sensation du froid.

Les coups de vent sont plus communs et plus forts sur la côte, l'air est toujours humide et vif, le temps capricieux, les orages subits ; la chaleur descend de 15 à 20 degrés aussitôt que le soleil baisse, les nuits sont froides ; c'est pourquoi les névralgies, les fluxions, l'angine, l'hémoptysie, sont plus à craindre ; les malades irritables y perdent le sommeil et s'enrhument souvent.

L'atmosphère pélagienne accuse des propriétés si tranchées qu'elle n'est jamais indifférente pour un convalescent, et, quiconque a vécu sur la mer fera les distinctions que je veux établir. Quels que soient ses avantages pour certaines constitutions, la brise maritime est funeste au pulmonique et au catarrheux ; les malades qui la supportent sont ceux qui manquent de ressort, ceux dont la fibre molle a besoin d'excitation pour modérer, pour tarir les sécrétions muqueuses; ils ont tous moins de toux que d'expectoration.

Les médecins des villes maritimes recommandent les maisons éloignées de la mer; ils savent qu'on ne peut habiter le littoral que pendant la belle saison. J'augure bien d'un malade qui respire aisément sur la côte; pour tousser et cracher du sang, il suffit quelquefois d'une promenade vers la mer; on voit beaucoup de petits enfants qui s'agitent la nuit sous la même influence.

Pour Laennec, l'atmosphère maritime est favorable aux tuberculeux : ne voyons pas ici l'effet du sel, mais plutôt le bénéfice d'un climat plus égal et moins froid que l'intérieur, les côtes de Bretagne étant plus chaudes en hiver que la plupart de nos départements.

Le voisinage de la mer a paru salutaire aux jeunes gens qu'une disposition acquise ou héréditaire voue à la consomption; il en est qui se fortifient à l'air salin, riche en brome, en iode, en ozone; c'est le cas des phthisies torpides, glandulaires; les rachitiques prennent utilement le chlorure de sodium, mais il faut distinguer entre le lymphatisme et la phthisie. Sauf de rares exceptions, le littoral nuit aux constitutions entachées du vice tuberculeux.

3° Les stations voisines des côtes, moins battues par la brise et plus tempérées, échappent à l'action directe de la mer et, plus exemptes d'humidité, réunissent les éléments qui sont la base de l'hygiène pulmonaire; on y jouit de la vue de la mer, on s'en rapproche à volonté, on peut en quelque sorte doser l'air et l'action marine, en user au milieu du jour, s'en défendre quand le temps est mauvais, au moins le soir et le matin.

On pourrait épargner de pénibles voyages, si d'avance on examinait la nature des affections et les sites qui leur sont mieux appropriés. Que de familles l'ont appris à leurs dépens ! il n'y a rien d'exagéré dans l'expression d'un père en deuil, reconnaissant trop tard l'*action dévorante de la mer*.

Les malades se trompent volontiers et recherchent plutôt la distraction que le remède ; il faut savoir non point s'ils aiment l'excitation, mais si elle est utile ; c'est une faute de leur laisser la liberté du choix, sous prétexte qu'on ne peut les guérir ; il n'est aucune maladie fatalement rebelle au temps, au régime, à l'action du climat. Si la crédulité fait des sots, le scepticisme engendre l'impuissance ; aussi le médecin prononce des sentences revisées par l'événement au profit du charlatanisme, au détriment de la santé publique. (Dr Foissac.)

B. *Les climats chauds.*— J'ai vu, dans les stations lointaines, des matelots destinés aux colonies parce qu'ils étaient menacés de phthisie. Ce choix est bienveillant, mais la plupart de ceux qu'il atteint ne revoient plus la France, et beaucoup de soldats marins sont affectés de pulmonie avant la fin de leur congé ; c'est ainsi que l'on recrute pour l'hôpital, en chargeant l'effectif d'invalides qui ne paraissent point sous les drapeaux. Cette erreur, dont on a fait justice, vient de ce que les pays chauds étaient confondus avec les tempérés. Le malade souffre autant de l'excès de chaleur que du froid ; mais, tandis qu'en Europe les saisons se succèdent régulièrement, le phthisique des régions tropicales est affaibli par la chaleur qui, sans être excessive en aucun temps, ne subit point d'intermittence.

Dans les zones moyennes, la richesse du sang est relative à l'énergie de la respiration; vers l'Équateur, le soleil émettant des rayons verticaux durant toute l'année, il existe une démarcation moins tranchée dans les saisons, ce qui assigne un caractère particulier à la terre, à la végétation, aux tempéraments et jusqu'aux maladies; ces conditions appartiennent aux pays chauds limités par les tropiques. La combustion pulmonaire ne pouvant pas neutraliser les principes carbonés, le sang est appauvri par défaut d'oxygène; aussi l'Européen, débilité par la sueur, perd bientôt avec sa capacité respiratoire, et sa coloration et ses forces physiques; l'acclimatement lui fait subir un premier degré de consomption et d'atrophie. L'air tropical n'est pas seulement dilaté par la chaleur et très-humide, il est encore imprégné de miasmes qui ne sont pas inoffensifs, car l'impaludation conduit à la phthisie comme les autres diathèses. Les voyageurs débarquant aux colonies se croiraient dans un hospice, et tout ce qu'ils peuvent espérer, c'est un état de langueur qui ne sera ni la vie ni la mort. L'homme doué d'une résistance exceptionnelle échappe seul à cette loi; les familles créoles n'ont jamais prospéré sans croisement.

Les maladies chroniques du poumon sévissent dans les pays chauds; leur fréquence est partout en rapport avec l'humidité, et cette relation se maintient dans le Nord, car la phthisie, peu fréquente en Russie, en Norvége, en Danemark, est beaucoup plus commune en Angleterre, en Belgique, dans les Pays-Bas. A Cayenne, où la chaleur humide atteint au maximum, elle enlève plus du tiers de la population, et, sans doute, elle ferait encore plus de victimes, si les fièvres, la cachexie palustre et l'anémie ne prélevaient un tribut sur tous les âges. Dans ces climats, la phthisie galope toujours et ne dure pas deux hivers : je me hâtais de renvoyer en France même les catarrheux qui toussaient au moment des pluies, et, pour peu qu'il fût ajourné, le changement n'était qu'une triste déception. Pour l'histoire du tubercule, il serait bon que ces faits, bien acquis à la science, fussent connus.

La phthisie a partout sa raison d'être; il existe en tous lieux des familles viciées par une tache originelle, mais les régions moyennes en souffrent beaucoup moins; elle épargne plus souvent l'homme du Nord qui émigre vers le Sud ; que ne peut-on espérer pour des enfants qui recevraient, sous un ciel doux, l'achèvement de leur croissance? Aidés par la vapeur, nous voyons tous les jours des bronchites enrayées par le déplacement.

Or, de tous les climats proposés en pareil cas, c'est le moins variable et le plus tempéré qui mérite la préférence ; le plus sec, le mieux abrité, avec la plus forte pression barométrique. Dans la zone des orangers, l'atmosphère a ce degré de chaleur qui la rend favorable au repos des poumons ; ce repos, il faudrait l'obtenir à tout prix, et la nature est ici notre guide; le ralentissement de la respiration est l'artifice qu'elle emploie chez les hibernants pour modérer la combustion pulmonaire et prévenir l'émaciation durant tout leur sommeil; c'est de même au silence prolongé que des personnes, soutenues par une ferme volonté, doivent leur guérison; les idiots, les malades sans énergie, ne guérissent jamais.

Assurer en hiver un temps doux, égal, sans brouillard ni vicissitude, est un rêve que nul climat ne peut réaliser; les côtes maritimes sont battues par le vent, les pays montagneux sont soumis aux accidents de la neige et du froid, les bassins des fleuves et les plaines sont humides, le printemps n'est pas éternel dans les sites privilégiés; il gèle quelquefois en Provence, un soleil radieux peut éclairer une matinée froide, et la chaleur finit quand il n'est plus sur l'horizon, mais les malades y sont relativement préservés des intempéries, et prennent à l'air libre un exercice journalier que le froid leur interdirait. Cette vie extérieure est le bienfait le plus réel que nous puissions demander au Midi.

Tous les versants de notre mer n'offrent pas au même degré les attributs des régions tempérées; cela dépend bien moins de la position géographique absolue que du terrain et des hauteurs qui le dominent. Les lignes isothermes du continent ne sont point parallèles à l'Équateur; la plaine d'Hyères se trouve peu au sud de Nice, Pise, Florence, où la chaleur moyenne de l'hiver baisse notablement; elle est plus nord que Rome où la température est quelquefois inférieure de 4 ou 5 degrés. Les botanistes nous enseignent qu'il faut descendre assez loin vers le sud pour trouver une flore plus riche; aussi Hyères, sans jardin officiel, fournit de graines à fleurs toutes les serres de l'Europe. N'est-ce point pour cela qu'elle est nommée par notre impératrice la serre chaude de la France?

De Gibraltar à Naples, le climat diffère peu sur les bords de la mer; le soleil atteint partout 45 et 50 degrés, mais aussitôt qu'il pleut, quand la mer gronde, quand le vent souffle au nord, le temps est plus mauvais sur tout le littoral, et dans les localités que traverse la brise après avoir touché la neige. Le froid et l'agitation de l'atmosphère sont en rapport avec le voisinage de la mer et des montagnes élevées; aussi le calme parfait n'existe guère sur la côte.

Le vent d'est qui amène la pluie et qui règne en hiver est plus humide; le mistral a une force décroissante depuis la vallée du Rhône jusqu'à Marseille, où il est arrêté par les gorges d'Ollioules, jusqu'à l'Adriatique où il change de direction; il est impétueux dans le golfe du Lion, un peu moins dans celui de Gênes.

Égypte. — En dépit des brouillards, de la dysenterie, du sable et des ophthalmies, l'Égypte et les bords du Nil seraient le rendez-vous des riches tuberculeux, sans les ennuis de la navigation que le malade entreprend avec joie mais qu'il achève tristement. D'ailleurs, les avantages qu'on va chercher bien loin se réduisent à peu de chose. En Égypte, qu'Hérodote appelait une *man-*

geuse d'hommes, la mortalité, surtout chez les enfants, est remarquable ; un étranger s'y implante avec peine, les Mamelucks n'ont jamais eu de descendance, parce que la famille disparaît à la troisième génération.

Alexandrie est mise hors de cause par tous les voyageurs ; pendant l'hiver, il y a trois mois de pluie et de boue, la ville humide, sans abri, est exposée à des vents de sud-ouest plus forts que sur le reste du littoral.

Au Caire, qui se trouve au sommet du Delta, séparée de la mer par un trajet de 120 milles vers le sud, le confort est moins avancé, mais le climat plus doux ; cependant, les pluies sont assez fréquentes en hiver, il n'est pas rare d'y subir une grande variation de la température, et la pression barométrique ne se montre pas plus égale. Le kamsin (brise de 50 jours) qui souffle quelquefois en plein hiver, mais toujours vers le mois de mars, est un vent sec, brûlant, qui porte du désert une atmosphère de sable fin et fait monter le thermomètre à 50 degrés. Ce qui peut caractériser ce climat, c'est l'air sec et l'absence de transpiration. Il n'y fait froid que vers 4 heures du matin. En hiver, on a dans les maisons et sans feu 18 à 20 degrés ; il y en a 7 ou 8 dans les rues qui sont étroites, sombres, impénétrables au soleil ; c'est la cause des rhumes qui atteignent l'étranger beaucoup plus que l'indigène.

Il n'est pas très-facile de gagner la haute Égypte ; on y vit seul, sous la tente ou sur le fleuve. Il faut équiper une barque, se munir de provisions, de toutes les nécessités de la vie animale, et d'une résignation à toute épreuve ; louvoyer dans une aride solitude avec des embarras, des privations de toute sorte, avec une monotonie qui désespère le malade. Le parcours, allant du 30e degré nord jusque sous l'Équateur, aux cataractes, près de Philé, se partage en plusieurs zones qui sont marquées, depuis le Caire, par les villes de Memphis, Benisouef, Tehueh, Moufalout, Akhmin, Girgeh, Kéné, Kous, Thèbes, Esné, Edfou, Assouan qui est en face de Deuderah par le 24e degré nord.

Sur le Nil, en janvier, l'humidité se fait sentir, et les nuits sont assez froides ; on se couche avec 15 degrés de chaleur dans sa cabane, il y en a 10 au réveil, et vers 7 heures du matin il n'y a plus à l'air que 3 degrés au-dessus de zéro. Les voyageurs ne s'attendent guère à pareille température ; elle est plus douce au mois de février qui met fin à l'hiver.

M. le docteur Schnepp, étudiant les conditions météorologiques, les effets du climat, le mouvement de la population ainsi que la statistique comparés avec ceux des autres contrées, arrive à cette conclusion, que la vallée du Nil n'est pas recommandable aux malades tuberculeux. « Est-ce bien dans ce pays, inhospitalier » aussi bien pour le blanc du Nord que pour le noir du » Sud ; est-ce bien dans ce pays si meurtrier pour ses » propres enfants que nos confrères pensent envoyer des » malades et des convalescents ? La phthisie s'y montre » communément et ne guérit jamais. »

Après avoir conseillé le Nil, et surtout la haute Égypte, comme un climat très-sec et très-égal, Clarck avertit plus loin que la rosée commence tous les jours au coucher du soleil, et finit à une heure avancée ; il ajoute que les matinées sont ordinairement froides, agitées par le vent, que la dysenterie est souvent occasionnée par le passage continuel de la chaleur au froid ; il parle avec terreur du sirocco, de la poussière qui obscurcit le ciel en projetant un rideau rouge sur le Nil ; enfin, de la difficulté qu'on éprouve à voyager, à se nourrir, se préserver de la vermine, et de mille désagréments attachés aux mœurs barbares et choquantes pour des Anglaises. *For females it is particularly unfitted.* Cette existence, qui exige une fortune et un tempérament exceptionnels, est moins faite pour les convalescents que pour les désœuvrés dont le but est de se mouvoir. Un malade, m'envoyant son journal de la première cataracte, dépeignait comme un prisonnier son bateau et son appartement, sa journée, son isolement, ses regrets, et faisait de tristes adieux.

Le tableau n'est pas séduisant ; toutefois les inconvénients dont parle Clarck disparaissent peu à peu, on voyage en chemin de fer d'Alexandrie au Caire, on remonte le fleuve à la vapeur jusqu'à la cataracte ; enfin, depuis 1840, il n'y a plus de peste en Égypte.

Algérie. — Le voisinage de l'Afrique et sa température plaideraient en faveur de l'Algérie, si ce n'étaient la traversée, les pluies torrentielles arrivant aux premiers mois d'hiver, et les perturbations de l'atmosphère ; il y pleut des jours entiers presque sans interruption.

L'Algérie, à 120 lieues de notre littoral, est bien plus

chaude que la Provence; on y cultive le bananier, qui, même à Hyères, fructifie en pleine terre sans prospérer; mais il est rare que le vent ne souffle pas avec force à Alger, un vent du nord chargé d'humidité saline et, dès le mois de février, les bouffées du sirocco éloignent les malades. Le défaut capital de l'Algérie serait encore l'acclimatement; il occasionne une telle commotion que les convalescents n'y résistent pas toujours, et les enfants qui naissent dans le pays s'y élèvent avec peine. D'ailleurs, la ville d'Alger, orientée au nord, et bâtie en amphithéâtre sur la mer, serait peut-être le dernier site à conseiller. Il en est de meilleurs dans tous les environs, comme Blidah. En 1863 et 1864, Alger fut couverte de neige avec un froid de 4 degrés.

Voici les conclusions officielles d'un médecin : « L'influence du climat d'Alger est très-appréciable pour » conjurer la prédisposition, ou combattre les symptômes » de la phthisie au premier degré : cette influence, contestable au second, est fatale au troisième. Nos observations nous avaient conduit aux mêmes conclusions » à l'égard du climat de Nice et de Cannes, dont on a » beaucoup trop exagéré l'action salutaire. Autrefois, on » allait partout en Italie, mais à Naples surtout; aujourd'hui on a reconnu que le séjour de Naples est mortel; » il ne reste en Italie que deux villes habitables : Rome » et Pise. Après le séjour d'Alger, le plus favorable est » celui de Malte, et sur le littoral celui d'Hyères, non » pas à cause de la chaleur qui est plus grande, mais » parce que les alternatives de la température y sont

» moins subites et moins étendues. Hyères possède » encore l'avantage d'être suffisamment éloignée de la » mer, dont l'air vif ne convient pas à beaucoup de » malades. »

Il y a là une erreur qui se reproduit dans la plupart des appréciations : *l'influence contestable au second degré de la phthisie et fatale au troisième.* La nature n'admet pas une grande rigueur dans ces degrés; les malades ne sont pas affectés de la même façon, et ne subissent pas une même impression du climat ni du littoral. Il faut bien déterminer l'indication de l'influence pélagienne pour ne pas la conseiller à contre-sens, mais on ne peut en contester le bénéfice dans certains cas. Les sites décriés sont tempérés, par conséquent plus convenables pour la phthisie que les pays plus froids où elle a pris naissance.

Madère et le groupe des Canaries sont recherchés pour ceux qui doivent éviter la sensation du froid. Si l'on excepte quelques tourmentes de sud-ouest, Madère n'a point d'hiver, mais la température, exempte de changement, n'a pas un bon effet dans les états chroniques. Nous signalons de plus, avec les médecins anglais, l'humidité, la mollesse, l'atonie de l'air qui frappe d'inertie le tube digestif, au point de nuire à la nutrition. Ce climat, tiède et débilitant comme celui du Nil, est à peine indiqué à la fin de la phthisie, alors que le voyage avance la terminaison. Il est doux pour les mourants et n'a point d'action curative.

A Madère nous préférons les Canaries, dont le ciel est

plus calme et le printemps plus long, avec une égalité remarquable de la chaleur. On dirait le trait d'union entre l'Europe et les tropiques. Laguna nous a semblé préférable à Funchall dont la rade n'est pas sûre à cause du vent. Laguna est un village de Ténériffe, situé dans un vaste bassin formé par des collines toujours vertes, dominées par le pic géant. Je n'ai pas vu de solitude plus attrayante ni plus douce, pas un coin de l'Espagne où le sang fût plus beau. C'est une bonne garantie pour les malades, qui doivent préférer le pays où tout le monde se porte bien.

De tous les climats connus jusqu'ici, le meilleur est celui de la vallée d'Orotava; elle est, entre tous, remarquable par la fixité de la température qui se maintient l'hiver à 17 degrés et ne s'élève pas au-dessus de 28 pendant l'été; il n'y gêle jamais (G. de Belcastel).

La Sicile, exposée à tous les vents, est battue par l'est ou le mistral, et Palerme, bâtie sur le point le plus froid, est tournée vers le nord comme Alger. Aussi tout le soleil du printemps n'y fait point disparaître les traces d'humidité. En prescrivant le séjour de la Sicile aux malades affectés de la phthisie, Galien ne comptait pas sur l'air salin, mais bien sur l'atmosphère sulfureuse de l'Etna.

Mieux vaut encore Ajaccio qui, pour le moins, a le mérite d'être française : un soleil africain inonde tous les jours sa plage magnifique, en pente douce vers la mer. La phthisie est peu commune en Corse; on y vit à peu de frais, et quelques heures de traversée la séparent de nos côtes.

Sauf de rares exceptions, les malades ne gagnent rien à quitter le continent; nous préférons aux voyages lointains le confort et le repos dans la patrie et, s'il se peut, dans la famille. Ne contrariez pas le malade aventureux, qui voit toujours le soulagement loin des lieux qu'il habite; mais, s'il navigue, il fera bien d'achever sa guérison dans le site qu'il a choisi; c'est le moyen de prévenir le catarrhe final qui l'attend au retour. Il est rare d'aborder le rivage de France en venant des pays chauds, sans contracter une bronchite qui s'aggrave en allant vers le nord. Que de personnes, entraînées par le prestige de la mer ou par les souvenirs classiques de l'Orient, sont frappées à l'issue d'une campagne qui leur donnait les plus belles espérances!

Venise. — Des malades que j'ai connus s'étonnaient d'avoir été dirigés sur Venise : il y fait en hiver un temps humide et froid, le thermomètre y descend assez bas avec les rafales glacées du golfe Adriatique. Pour celui qui connaît les lagunes, et leurs brouillards, et les vents du bora, il est clair que la reine des eaux, sans rivale en été, n'est plus guère habitable en janvier. Une jeune fille du Nord, envoyée là pour prendre des bains de mer, à 6 kilomètres de la ville, et faire chaque jour une course en gondole, subissait la prescription avec un froid de 10 degrés.

Venise est à vingt lieues des Alpes : devant elle, au midi, s'étend l'Adriatique; on voit, à l'est, des montagnes peu élevées, à l'ouest les plaines du Pô. Éloignée du continent par une grande surface de lagunes, et de la mer, par la longue chaussée du Lido, la ville est tout entière sur pilotis : elle occupe 90 îlots coupés de canaux innombrables servant de rues et desservis par 300 ponts.

On comprend la salubrité de la grande lagune où l'eau douce ne pénètre pas, mais les autres sont marécageuses, et les canaux qui portent des gondoles sont aussi des égouts recevant les immondices de 130 000 habitants. Il y a beaucoup de fièvres dans les environs, et l'hiver n'en exempte pas toujours.

Corfou. — Le séjour d'une impératrice a plus fait pour cette ville que le protectorat de nos voisins. Corfou, la plus importante des îles Ioniennes, est à l'entrée du golfe Adriatique, à 6 lieues de l'Albanie et à 15 d'Otrante. Elle a de 3 à 22 milles de largeur, par conséquent son climat est mixte ou pélagien. Mais tandis que la côte ouest est un peu marécageuse, la ligne orientale, découpée en petits golfes, est parsemée de riches campagnes, dont les miasmes sont balayés par la brise ordinaire de l'est ; les autres vents sont : au nord le bora, au sud, le sirocco, tous les deux pénibles à supporter. Ce qui ajoute au caractère du pays, c'est encore le voisinage des écueils *infames scopuli*, redoutés par les marins. C'est une erreur qui assigne à Corfou le climat de Madère ; on peut la comparer à la Sicile, à l'Albanie, dont les cîmes sont au loin signalées par la neige ; aussi pendant tout l'hiver l'atmosphère maritime et d'abondantes pluies entretiement l'humidité, mais le printemps, vers la fin de mars, couvre l'île d'une belle végétation. Ces éléments sont pour la pulmonie des ressources médiocres; on pourrait mieux choisir pour les constitutions qui demandent l'air salin.

Naples. — Partisan de Naples, quand même, Dupuytren s'écriait en parcourant sa magnifique baie : « Combien de malheureux j'ai envoyés mourir ici ! » On ne voit plus à Naples que des curieux, — c'est à tort, car, s'il est vrai que son hiver est le plus capricieux de l'Italie, rien n'est doux comme son printemps, et c'est l'époque où la température est partout inégale.

Nous conseillons pour intermédiaire un des villages du Léman, Vevay, Clarans, Montreux, qui réunit une société plus nombreuse en automme. Je ne suis pas le seul à proclamer Vevay la plus charmante ville dans le plus beau paysage du monde. Elle est à 80 mètres au-dessus de la mer et dans la seule partie du lac respectée par le brouillard, on y compte :

15 jours de grêle ou de neige; il y en a 18 à Paris.
52 — de gelée.................. 54
56 — de pluie.................. 150

Ce petit centre, où la nature semble favoriser l'intelligence et le bien-être, offre toutes les ressources d'une grande cité; tout y montre l'activité, l'ordre, la propreté, qui produisent l'aisance, et le contact des étrangers, qui se croiraient dans leur pays, ne semble pas avoir touché aux mœurs antiques, à la vie de famille, à l'hospitalité.

Montreux est au fond du lac, où la brise n'arrive pas, où le soleil·est si chaud que nous y avons rencontré des plantes qui ne sont point dans la flore des montagnes. Il existe une incroyable différence entre Genève et le bord suisse qui est au sud et couvert de vignobles. Chaque année, un plus grand nombre de convalescents y séjourne pendant l'hiver, et nous comprenons l'attrait du calme et du bien-être que l'on trouve dans les pensions de Montreux, de Clarans, de Vernay, quand on ne réclame par le climat du Midi.

L'Espagne a peu de stations hivernales ; c'est peut-être l'air salin et le mistral qui repoussent les malades, et quelques villes, comme Murcie, Grenade, Séville, ne sont pas fréquentées.

Il y a trop de mouvement, de bruit, de commerce à Barcelone, qui se rapproche de Taragone et de Perpignan.

Carthagène est un beau port qui mérite d'être plus connu.

Valence, grande et belle ville sur le Guadalquivir, à 1000 mètres de la mer, possède un territoire qui pourrait bien passer pour un jardin ; il est fertilisé par un système d'arrosage établi par les Maures et servant encore de modèle. Cette source de richesses n'est pas aussi favorable aux malades, car le bassin est entouré de lacs et de marais qui rendent le climat humide et débilitant. Valence, mal protégée par les montagnes, subit des variations de température fort sensibles, le thermomètre y descend quelquefois à zéro..

Alicante, au fond d'une baie, sur un amphithéâtre incliné vers la mer, beaucoup mieux abritée du nord, est plus chaude, moins humide, mais la campagne est aride et l'eau mauvaise.

Murcie, sur la rivière de la Sigura, dans un bassin fertile, la *Huerta*, est défendue contre les vents du nord ; les pluies y sont très-rares, l'air sec et la température plus chaude et plus égale qu'à Valence, mais la ville est très-élevée, découverte et soumise aux commotions atmosphériques.

Malaga se dessine au fond de sa baie, au milieu d'une compagne délicieuse; l'hiver y est fort doux, moins chaud et plus excitant que celui d'Alicante. Les Espagnols résument en trois mots les vices du climat : *polvo, viento, lluvia*. C'est une grande exagération, et tous les points du littoral ne sont pas mieux traités ; Grenade, par exemple, et Cadix qui est beaucoup plus tourmentée par le vent.

Cadix est la plus jolie, la plus coquette habitation du monde civilisé, mais elle est sur la presqu'île de Léon. Le vent y est en permanence et l'air si vif, si pénétrant, qu'il justifie le proverbe espagnol : *El aire de Cadix es tan sutil que mata á un hombre y no apaga un candil*. Cadix est un de ces sites où la phthisie est peu commune parce que les maladies de la poitrine se terminent promptement.

Séville, sur le Guadalquivir, a de grandes oscillations thermométriques, Grenade est encore plus élevée, plus battue par le vent ; je donnerai de beaucoup la préférance à Mahon et Palma des îles Baléares, s'il ne fallait traverser la mer.

Amélie et le Vernet. — Le climat d'Amélie est plus chaud qu'on ne pourrait le croire au pied du Canigou, les orangers y vivent, quand ils sont protégés par un abri ; cependant, la faveur appelée sur ce point est un jeu de la fortune et du patronage. Tandis que Nice est à 43 degrés de la latitude, Amélie et le Vernet sont par 42, mais aussi à 300 et 600 mètres au-dessus de la mer, ce qui change beaucoup les conditions. Il y fait froid jusqu'à midi, et souvent la brise importune. Amélie, abritée au nord et au midi, présente des contrastes déterminés par les gorges qui changent la direction et la force du vent. La chaleur et le froid se font sentir à quelques pas ; ici, la végétation est arrêtée, un peu plus loin, les fleurs devancent la saison ; par moment et à certains détours, on reçoit des raffales qui ne permettent pas de sortir sans un double vêtement.

Amélie est située dans le bassin de Valespir, sur le versant méridional du Canigou, et à droite du Tech ; les établissements sont dans un site agréable l'été, mais assez mal choisi pour l'hiver ; on voit sur l'autre rive, entre deux plis de terrain, une plaine qui a reçu le nom de petite Provence ; on pourrait y construire une maison thermale sur la partie qui reçoit le soleil de 7 heures du matin à 4 heures du soir.

L'hôpital militaire est un somptueux édifice construit sur le point culminant, chauffé par un beau soleil. Ainsi que le gouvernement, on aurait dû bâtir sur la hauteur, par exemple, à l'olivette de M. Hermabessière ; les deux établissements sont au fond d'un entonnoir, dans une gorge étroite courant du nord au sud, en sorte que le soleil paraît de 11 heures à 2. Les malades qui peuvent sortir, vont le chercher dans le village ou sur la route; ils se promènent au moins trois heures chaque jour, mais il n'y a point de terrain plat.

Comme au Vernet, on a utilisé les principales sources pour établir une sorte d'inhalation très-chaude et peu sulfurée ; dans la maison Hermabessière, l'aspiration a lieu dans une pièce haute, immense piscine des Romains ayant 20 mètres de longueur sur 10 d'élévation. La vapeur, à 58 et 60 degrés, arrive dans les cabinets de bains de marbre disposés autour de la chambre ; partout les salles sont munies d'appareils entretenant une atmosphère sulfurée qui permet en toute saison de faire un traitement ; mais en hiver on ne peut pas compter sur la sulfuration, les médecins savent bien que le froid contrarie ses effets et les rend quelquefois dangereux; aussi la borne-t-on forcément à quelques jours.

Il résulte des observations recueillies en 1860, un de nos beaux hivers, que la température est allée huit fois à 1 degré, dix-huit fois à zéro, six fois à 2, 3, 4 degrés au-dessous de zéro ; que le thermomètre n'est pas toujours d'accord avec l'impression ; il est des jours où il est bas tandis qu'on se croirait au milieu de l'été ; d'autres fois on se plaint du froid quand il est haut ; cela dépend comme partout du climat des montagnes où le vent est plus pénible que le froid.

On peut faire d'Amélie une station d'hiver, mais la question des eaux n'est pas aussi facile, car les dix-sept sources, en général peu sulfurées, appartiennent à la classe des excitantes comme étant minéralisées par un sulfure. Elles ont beaucoup de barégine en raison de la thermalité qui varie de 32 à 64 degrés. Mais il n'y a que 1 ou 2 centigrammes de sulfure, elles perdent promptement leur odeur et ne la reprennent plus après l'agitation. Cependant, il faut des précautions pour les faire supporter; on les défend aux personnes irritables disposées à l'hémoptysie ou atteintes de maladies que l'on craint de rappeler. « Toutes les sources d'Amélie », dit Rotureau, « sont limpides, incolores, et s'altèrent au contact de » l'air en perdant leur caractère; elles deviennent et » restent alcalines. Stimulant à la fois l'innervation et la » circulation, elles déterminent une sorte d'ébriosité » accompagnée d'agitation et de céphalalgie frontale, » insomnie, vertige, éblouissement, cardialgie, qui for- » cent assez souvent à suspendre la cure. »

On est allé trop vite en élevant le plus complet des hospices thermaux; les militaires y font quatre saisons qui fournissent d'assez bons résultats pour l'herpétisme; il n'en est pas de même pour la pulmonie. Les malades ne choisiraient pas cette eau s'ils étaient libres, elle est trop excitante pour être administrée pendant l'hiver.

Le Vernet, situé au nord du Canigou, ne semble pas avoir les avantages d'Amélie, mais il est dans la vallée du Têt, qui est connue par la douceur de son climat; ajoutons qu'il possède toutes les ressources désirables, et que les eaux sont moins irritantes.

Pau. — La jolie ville du Béarn, si bien dotée pour la belle saison comme les sites élevés, diffère essentiellement du littoral et ne doit pas compter dans les stations d'hiver ; le grenadier, l'oranger, l'olivier, n'y viennent point ; c'est à peu près le climat de Venise, avec les conditions de la montagne et moins de commotions, un calme relatif avec l'humidité de l'atmosphère. La neige apparaît en octobre et produit un refroidissement que l'on éprouve jusque dans les maisons. Le ciel est doux quand il est pur ; passez les monts, et vous trouvez au sud le climat de l'Espagne.

Comme tout le revers nord des Pyrénées, Pau est humide et froid ; le beau temps n'y est pas plus durable que le mauvais ; *fair weather being as short-lived as the bad* (Clarck) ; l'air y est ordinairement imprégné de vapeur et les sommets neigeux qui arrêtent la brise donnent souvent une pluie glaciale.

Dans le livre de Clarck, on est surpris de voir que « le climat de Pau ressemble à celui du sud-ouest de » l'Angleterre, qu'il n'est que de 5 degrés Farenheit plus » chaud que Londres, et de 6 degrés plus froid que » Nice ». Il donne à Londres 178 jours de pluie, 119 à Pau, 67 à la Provence.

Le vent d'ouest arrivant de l'Atlantique est pluvieux ; avec le nord ou le nord-est, le temps est sec et froid, doux et clair avec l'ouest, doux et lourd avec le sud ; la brise nord est faible, celle de l'est agréable quand il ne pleut pas.

L'air est tiède en octobre et novembre, à l'exception des jours de pluie ; décembre et janvier sont froids, on a souvent de la neige fondue ; la pluie est froide au mois de février, le printemps inégalement humide et sec, ce qui fait supporter mieux le passage des deux saisons. « Taylor dit que le premier effet de ce climat est d'affai- » blir l'énergie des nerfs et de la circulation, de conges- » tionner le système nerveux ; il accuse la langueur, la » répugnance à l'exercice, un sentiment de plénitude à » la tête, à la poitrine. *Relaxing climate and tonicity is* » *never adquired here.* » Ces qualités le rendent favorable aux sujets maigres, bilieux, sanguins, mais il convient moins à ceux qui ont besoin d'un séjour peu élevé, il nuit aux lymphatiques, aux enfants scrofuleux qu'un milieu relâchant disposerait à la phthisie.

Foville qui reconnaît à Pau les avantages d'un air calme, le déclare trop froid pour les poitrines délicates; il ajoute qu'il n'est point sans exemple d'y voir le pouls baisser, la peau perdre son animation, et le marasme se déclarer.

Nul climat ne répond à une indication plus sûre et mieux tranchée; un hiver pouvant aller à 10 degrés de froid est rigoureux pour les méridionaux; il suffit à nos voisins qui affluent dans cette ville, admirablement servie par la nature, par le génie des habitants, encore plus par les Eaux-Bonnes. Nous comprenons que l'homme du Nord s'y trouve bien, mais la température n'est pas celle qui convient à la généralité des pulmoniques, et ici le sens pratique des Anglais ne les guide pas bien, car leur phthisie comme celle du Nord se lie habituellement au vice scrofuleux.

Pau est fort agréable, bien placé, en pente douce,

arrosé par le Gave et planté de belles promenades; on y trouve les éléments d'une vie confortable, rien n'y manque pour l'été, mais les malades subissent-ils impunément l'air nuageux, humide et relâchant ? *Damp clowdy and relaxant* (Clarck). A l'époque où ils allaient en voiture aux Pyrénées, le voyage était si pénible qu'ils passaient l'hiver à Pau, alors on ne connaissait que les Eaux-Bonnes et Cauterets, les seules villes d'hiver étaient Hyères et Montpellier; on pouvait demander si le déplacement ne faisait pas plus de mal que les eaux ne faisaient de bien, mais aujourd'hui les voyages ne comptent plus, n'arrêtent plus, on les recherche, la distraction est une cure; les Pyrénées ont perdu leur prestige, toutes les villes du littoral reçoivent des convalescents, et toutes sont plus chaudes que Pau. Dans les stations d'hiver, je veux voir en pleine terre le palmier, le bananier, l'oranger, l'aloès. En tout temps, il faut des fleurs dans les champs, quand on fuit la neige et le froid.

Montpellier. — En consultant nos souvenirs, nous parlerons dans le même sens de Montpellier; l'empressement à rallier le centre médical est pleinement justifié; mais en suivant les conseils de la Faculté, le malade évitera le vent du nord qui fait de cette ville un séjour dangereux pour les constitutions débilitées. Il faut avoir, dit Fournier, des poitrines bien fortes et bien constituées pour résister à l'impression des vents du nord. D'après le *Moniteur*, la température de Montpellier égale celle d'Avignon, parfois même celle de Lyon.

Nice. — Vantée non sans raison par les journaux

illustrés de la mode, a pour nous la séduction d'une ville italienne et du monde bruyant; elle plaît aux malades qui vivent d'illusion et rêvent le plaisir; ils y trouvent, avec les distractions, la liberté des villes d'eaux et le luxe des grandes villes; mais Nice est populeuse, éloignée de la campagne, ouverte aux brises de l'ouest et du Labèche, qui soufflent quelquefois avec la violence de l'ouragan; elle doit aux coupées de ses torrents, et surtout à la gorge du Paglion, l'inconstance de la température qui varie tous les jours suivant l'heure et le quartier; nous retrouvons ici les conditions qui éloignent de Gênes; le climat dépendant de la mer et des Alpes, l'air est doux quand il est calme et le soleil brillant; il devient aigre, humide et froid quand il neige sur les monts, quand règnent les vents du large ou ceux du nord qui traversent les glaciers; l'atmosphère se refroidit sensiblement vers quatre heures du soir, aussi les différences du jour et de la nuit sont très-marquées; on s'enrhume en passant du quai du sud au quai du nord qui borde le torrent; la promenade des Anglais, à peu près la seule fréquentée, longe la plage; on y est sans verdure et sans abri contre le vent des montagnes et du large.

La ville est baignée par la mer, ce qui n'est pas une circonstance à négliger. Si l'influence maritime est salutaire aux constitutions débilitées, à certains convalescents, l'air âpre et froid du littoral est funeste aux tuberculeux, surtout s'ils souffrent du larynx. Ceux du pays s'éloignent pendant l'hiver, et tous les médecins évitant les beaux quartiers du littoral, conseillent à leurs clients les points mieux abrités, comme Carabacel, comme Cimiés, où la température est si différente qu'on se croirait dans un autre climat.

Nice convient aux personnes lymphatiques, molles ou déprimées par le manque d'air, de sang, de nutrition ; à celles qui ne craignent pas l'excitation de l'air marin ; elle est absolument contraire dans la phthisie accompagnée d'irritation bronchique ou laryngée. « Le professeur Fodéré, après avoir vécu six ans à Nice, dit » qu'elle est défavorable à la grande majorité des phthisiques ». La position de la ville ainsi que la constitution variable des saisons, dit Fournier, sont des causes qui, fréquemment, développent la phthisie. Boyeldieu écrivait à Chomel que la température d'Hyères, observée scrupuleusement et comparée chaque jour à celle de Nice qu'il recevait d'un confrère malade, était plus douce, et que d'ailleurs le vent d'est était fréquent et incommode à Nice ; la différence vient de la mer et des montagnes.

On dit que l'air de Nice est le critérium des affections de la poitrine, qu'un malade ayant pu le supporter est assuré contre les tubercules ; c'est encore exagéré ; Nice n'est pas plus froide que le reste du littoral, et n'a pas plus d'oscillations thermométriques, de froid ni de vent, que les autres points directement soumis à l'influence de la mer ; cette influence, on ne doit pas la repousser aveuglément, mais plutôt la conseiller à propos ou la défendre. M. le docteur Wahu nous en donne une juste appréciation : « Ce climat est tonique par excellence pour les

» enfants débiles, les jeunes gens des deux sexes, à con-
» stitution molle ou lymphatique, pour tous ceux qui
» auraient la poitrine délicate ; mais il ne peut convenir
» aux phthisiques avancés, surtout s'ils sont d'un tem-
» pérament nerveux et d'une constitution sèche. »

Menton était une petite ville désagréable, mal fournie, mais propre, et dans un bouquet de verdure dont le site est le plus calme du littoral ; sa renommée de serre-chaude est quelquefois démentie par l'hiver, car le froid y descend à 3 et 4 degrés.

Protégée vers le nord, ouverte au sud et au sud-ouest, elle occupe une éminence allant jusqu'au rivage, fermée par une chaîne de montagnes dont les premiers talus sont couverts d'orangers.

Appuyée sur la colline à pic, traversée de haut en bas par le torrent qui est à sec durant l'été, qui l'inonde en hiver, et lui donne en tout temps un courant d'air insupportable, Menton a l'inconvénient et tous les avantages de sa belle position ; avantages quand on veut l'atmosphère maritime, inconvénients si l'on redoute l'air humide, l'éréthisme nerveux, l'insomnie, les congestions, les névralgies ; les malades qui ont besoin de respirer un air salin seront plus sûrement à Menton.

Lorsque le ciel est calme on voit des jours d'une extrême douceur ; aussitôt que le temps change, la mer et les sommets neigeux rendent l'air vif et froid. Dans toutes les stations marines ou baignées par un cours d'eau, la température plus mobile baisse toujours au coucher du soleil, c'est pour cela qu'il y a souvent des fluxions, des maux de gorge, et qu'on voit peu de bonnes dentitions sur les côtes. C'est remarqué pour celles de l'Espagne.

La seule rue de Menton est le chemin qui suit la grève ; les maisons en face de la mer y sont rongées par le sel et salpêtrées ; vers l'ouest, avant le pont Saint-Louis, le quartier de Garavent, protégé par les hauteurs, est seulement exposé au mistral qui a perdu sa violence. Au-dessus de la route, on voit de jolies constructions à mi-coteau et comme en espalier ; elles ne souffrent ni de la mer ni de l'ombrage. Les villas détachées sont au milieu des orangers, mais ce luxe de verdure, imaginé pour la belle saison, est nuisible en hiver, parce que le sol est bas ; les promenades qui sont closes de murs exigent des précautions ; la plus sûre est le val de Cabrol qui est riante et bien exposée.

Le climat de Menton est plus doux que celui du littoral en raison d'un abri plus complet ; la moyenne de chaleur y est plus élevée, cependant la brise du nord qui traverse les sommets neigeux la fait quelquefois baisser subitement, et la différence est sensible aussitôt qu'à l'est ou à l'ouest on dépasse les limites de son abri. En tenant compte de l'influence maritime, on comprend pourquoi la préférence de Menton est souvent discutée. Un malade qui supporte l'air marin ne peut trouver un séjour plus convenable, il sera mal quand le sommeil est empêché par l'influence maritime.

Villefranche, comme Menton, est sous tous les rapports une bonne station marine, encore mieux défendue que sa rivale contre le froid.

San Remo, à dix milles de Menton, est plus ouverte aux brises d'est ; à cinq milles plus loin s'élève Bordighera, signalée de fort loin par ses palmiers, ce qui tient au privilége de fournir aux églises de Rome les palmes employées dans les fêtes religieuses.

Florence. En dehors de la zone maritime, dans un fond humide et froid que traverse l'Arno, Florence est entourée par les Apennins qui atteignent la région des neiges. Les courants d'air de la vallée l'enveloppent souvent de brouillards et l'exposent à des changements subits et des vents frais. Ceux qui viennent du Prato sont les plus incommodes. Janvier, février, mars, sont pluvieux et tourmentés ; le temps est doux en avril et en mai, comme à Naples. On peut donner une idée de Florence en disant qu'il n'est pas rare de voir patiner sur les glacis ; les hivers y sont aussi froids que les étés sont chauds.

Pise, à cinq milles de la mer et sur les rives de l'Arno est encore plus humide, mais aussi plus chaude que Florence ; elle n'a point l'éclat du ciel méridional, et son hiver pluvieux rappelle celui de Bordeaux ; l'atmosphère est en général calme et la chaleur égale, mais l'air manque de ton ; il est lourd et débilitant ; c'est le climat que l'on doit choisir pour les constitutions sèches, les sujets bruns, irritables, exposés aux congestions et à la fièvre. Bricheteau dit que nulle part on n'est mieux pour végéter.

Les maisons établies sur le croissant de la rivière qui regarde le midi, et sur la rive droite, *lung-arno*, sont les mieux abritées. De la ville à la mer, on suit un bois de pins qui forme la promenade si connue des *Cacini.*

Rome. — Clark recommande Rome à cause des distractions et des promenades que l'on fait à cheval; toutefois, il avertit qu'on y prend beaucoup de rhumes, parce que la ville est élevée sur un plateau plus ventilé, plus froid que le littoral. Il dit que Rome est d'un degré plus chaude que Nice et Toulon, que le temps y est moins changeant qu'à Pise et à Madère, plus égal qu'à Naples et à Pau. Dans son livre, qui semble fait à l'intention de Rome, on se heurte à des rapprochements inattendus qu'il modifie plus loin.

La tramontane à Rome est un vent très-vif, c'est pourquoi la pneumonie est fréquente, et les inflammations aiguës ont une grande part à la mortalité. L'hiver de Rome n'est pas plus chaud ni plus froid que celui de Nice : la moyenne température est plus douce, plus égale, mais il n'y faut pas chercher le ciel bleu, le ciel pur inondé de brillantes étoiles, il n'est clair que par les vents du nord. Le sirocco fait monter le thermomètre en laissant une langueur insupportable qui détruit l'appétit : ce vent peut caractériser le ciel romain, si doux qu'on a parlé de son atmosphère laiteuse, si chargée de vapeurs que sans pluie on peut voir de la boue dans les rues, et de l'humidité dans les maisons. Il donne à l'air une monotonie, une mollesse énervante pour les étrangers qui ne sont pas condamnés au repos et pour ceux qui connaissent l'ennui. « A Rome », dit M. Burgers, « les rues » sont faites pour éviter les rayons du soleil, et, en hiver, » sont aussi humides qu'elles pourraient l'être en France

» après la pluie et la gelée. » Ajoutons que la visite des musées fatigue les personnes qui se portent le mieux; elle épuise les convalescents, et devient pour tout le monde une cause incessante de refroidissement. Enfin, la malaria, qui est aux environs, gagne certains quartiers. En tous lieux ne voit-on pas des inconvénients? Peu de malades choisiraient un autre quartier d'hiver s'ils trouvaient la santé au milieu des souvenirs de la ville éternelle.

Cannes. — On place à tort sur la même ligne deux stations rapprochées sous le même ciel, mais qui diffèrent par le site et le climat. Avec une très-belle exposition, Cannes subit l'action de l'air marin, elle est construite dans le sable, sans verdure ni campagne, sans autre promenade que la grève ou la route, et, comme à Nice, on voit souvent la neige qui blanchit les montagnes de Grasse. Tels sont les éléments du climat brumeux excitant, qui appartient au littoral. Il n'y a pas d'indication plus précise et mieux tranchée; l'air salin représente une médication prompte et sûre pour les maladies torpides indolentes, pour les constitutions lymphatiques, molles, peu sensibles; mais le phthisique meurt plus vite quand il subit mal à propos cette action phlogistique de la mer, qui use et brûle avec énergie les organes dont la vie est exagérée. Dans ce cas, les médecins de la station préfèrent le Cannet, qui est plus doux, plus tempéré, parce qu'il s'éloigne du littoral.

Cannes reçoit directement le vent du nord-est et du sud-est; ce dernier, qui amène la pluie, et règne tout l'hiver, entretient une humidité à laquelle s'ajoute quelquefois une poussière d'eau salée. Cet air est vif le matin et le soir; on sent toujours la mer, qui est trop près pour les catarrheux disposés aux fluxions ou à la fièvre; ils n'y trouvent point la vie et l'air de la campagne qu'on va chercher dans le midi. Mais les malades n'y regardent pas de si près, c'est la mer qui les attire et les séduit comme tous les excitants; Cannes devient un centre d'industrie favorable aux affaires, on y bâtit avec intelligence, et le village de pêcheurs où lord Brougham, il y a vingt-cinq ans, s'arrêtait malgré lui, devient la villa de plaisance modèle; on ne peut lui comparer que les capricieuses constructions de Brooklin, à New-York; rien n'est plus saisissant que le panorama de Cannes, lorsqu'on est emporté par la locomotive, entre ses côtes découpées comme celles de l'Attique et les riches villas qui se cachent dans les pins. Ces merveilles d'architecture sont plantées dans le rocher, comme des phares ou des châteaux forts.

Cannes ayant plusieurs étages d'habitations, avec une longueur de 4 ou 5 kilomètres, on ne peut lui demander une égale température pour tous les plans, et, dans tout le parcours du golfe; il y a plus de chaleur au Cannet, où s'arrête le vent de mer, et dans les plis où s'abritent les villas; mais les observations comparées établissent que la température moyenne est sensiblement inférieure à celle d'Hyères; c'est à peu près la même différence qui existe entre Hyères et le bord de la mer.

Hyères, la ville des palmiers, confondue bien souvent

avec les îles qui sont à trois lieues du continent. Ιερα, la plus ancienne, et la première sur la ligne des stations hivernales, eut longtemps le privilége d'attirer les convalescents, et ce n'est point le hasard ni la mode qui commandaient, alors qu'on voyageait à petites journées; on peut trouver ailleurs plus d'agrément, de bruit, d'agitation; en aucun point la nature ne se prête mieux au traitement des maladies chroniques; c'est le type des climats tempérés qui ne subissent pas immédiatement l'influence de la mer, ni le froid des montagnes; c'est encore la seule station qui rappelle un peu la couleur et la végétation des pays chauds.

Sur le point le plus favorisé, le plus méridional de la Provence, la ville est encadrée par une chaîne de collines commandant une belle rade qui abrite nos vaisseaux, elle occupe un de ces sites que les anciens plus soucieux de l'aération choisissaient avec tant de bonheur. Cette situation mérita le nom d'Olbie, l'heureuse; cependant, on croit qu'Olbia est une fondation de la même origine, à laquelle sont rapportés les vestiges découverts dans le château de Léoubes, qui serait un dérivé d'Olbie.

Jusqu'ici, rien n'était fait pour l'accroissement et la prospérité de la station, parce que nulle part le ciel n'est aussi beau, la mer plus bleue, le paysage plus riche. Hyères garda tant qu'elle put sa physionomie calme; aujourd'hui, elle a son Casino, son cercle, ses boulevards et ses jardins; elle a son télégraphe, un hippodrome, un théâtre, un journal; il fallait suivre le progrès; mais est-ce un bien pour les malades? Ils gagnent plus au soleil qu'au bal et autour du tapis vert. Heureusement, on ne peut pas gâter les promenades sous les pins, ni les sentiers de la mer et des collines ; on a laissé la verdure de la plaine, l'oranger, la bruyère et les fleurs qui séduisaient Mme de Staël.

Assise au pied du château qui jadis arrêtait l'invasion des Sarrazins, la ville est bâtie au soleil du midi, sur un amphithéâtre incliné vers la mer, avec une orientation qui défie le brouillard et préserve des épidémies.

Depuis 1838, le choléra n'a pu s'y implanter, même dans les années désastreuses pour les populations environnantes. Les angines y sont rares, tandis qu'on les observe sur tout le littoral et dans les lieux humides. Le croup, évidemment soumis aux influences sidérales, n'y a jamais paru ; il s'éloigne des pays assez chauds pour que les transitions ne soient pas brusques ; il est presque endémique dans ceux où la brise est froide, les hivers longs, le printemps humide.

Hyères, défendue à l'est par l'île du Levant, qui croise le cap Brégançon, est entourée de l'ouest au nord-est par une suite de coteaux qui couronne une plaine toujours verte avec la mer pour horizon, d'où résulte un ciel plus doux que la situation géographique ne semble l'indiquer. M. le comte de Beauregard a noté que sur trente hivers, de 1810 à 1840, le thermomètre n'est allé que dix fois au-dessous de zéro, et, depuis 1856, je l'ai vu rarement plus bas que 2 degrés au-dessus de zéro, vers huit heures du matin et au nord.

L'hiver de 1859, qui marquera dans les annales climatériques, a montré que, parmi les stations hivernales, ce point est le plus chaud et le mieux abrité : nous avions, le 15 décembre, 0 à huit heures du matin ; le 16 et le 17, 1°—0; le 21,...0 ; le 21 février, 1—0 ; le 11 mars, 0. Le thermomètre indiquait alors 25 degrés de froid en Picardie, 24 à Paris et à Lyon, 21 à Saint-Étienne, 10 à Marseille à Montpellier, 6 à Pau, 4 à Nice et à Cannes. Hyères seule échappait à la neige qui gelait sur tout le sol de l'Italie; elle tombait encore à Menton le 15 avril, et l'atmosphère était violemment agitée dans les lieux mêmes où les commotions se montrent rarement, comme à Paris, en Angleterre, à Madère et presque sous l'équateur.

La neige a tenu deux jours en février 1862. Au moment où elle couvrait les deux bords de notre mer, Alger surtout qui en eut deux fois en quinze jours, avec un froid de 4 degrés ; à cette époque, le thermomètre minima descendit une fois pendant la nuit à 1 degré au-dessous de zéro. L'hiver de 1863 a été remarquable par l'abondance de la neige; elle resta, durant les trois premiers jours de janvier, par un froid qui, la nuit, descendit à la campagne au-dessous de 4 degrés. Le même temps se fit sentir en Algérie, à Tunis, en Égypte, à Suez et au Caire, où jamais on n'avait vu la neige.

Sur l'échelle thermométrique publiée par le *Moniteur*, Hyères occupe le premier rang ; après elle viennent Toulon, Menton, Cannes, Nice, Marseille, Pau, Montpellier, Avignon.

Les changements observés en tous lieux dans les saisons portent ici sur les courants atmosphériques et la pluie. Depuis quinze ou vingt ans, le mistral s'affaiblit, devient plus rare en Provence, et les anciens paraissent le regretter. Jamais on n'éprouve à Hyères la violence qu'il déploie dans la vallée du Rhône, attendu qu'il est brisé par les montagnes de Marseille, d'Ollioules et de Toulon. Du 1er octobre à la fin de mars, il a soufflé :

En 1856-57......	13 fois dont 3 avec force.
1857-58......	11 fois faiblement.
1858-59......	8 fois sans violence.
1859-60......	12 fois, 2 avec force.
1860-61......	6 fois.
1861-62......	15 fois.

Les marins disaient que le mistral dure trois, six ou neuf jours ; il a perdu ce caractère, mais quelquefois il règne sans agiter l'air ; par le temps le plus calme, on s'étonne de voir la girouette au nord-ouest. D'ailleurs, le temps du mistral étant fort clair, le malade, sans sortir, jouit encore d'un ciel pur et d'un soleil très-chaud.

L'atmosphère, irréprochable en novembre et décembre, est troublée par les brises du printemps qui, en mars et avril, sont plus fréquentes, mais la chaleur atteint 15 ou 20 degrés vers six heures du matin. Ces deux mois, agréables dans le midi, sont dangereux ailleurs : c'est pourquoi les malades souffrent quand ils s'éloignent avant le mois de mai qui nous semble le plus critique. Ajoutons que l'immobilité de l'air est nuisible aux fonctions de la peau.

Il fait très-beau avec les vents d'ouest : ceux de l'est et du sud-est qui traversent la mer et amènent la pluie sont moins fréquents et moins forts que sur la côte. Il est à peine utile de mentionner le sud et le sud-ouest; ils n'existent guère en hiver.

Les nords sont rares, et passent au-dessus des coteaux qui protégent la ville. Le vent froid est le nord-est; il ne paraît que le matin et tourne avec le soleil. Quand il se montre par un temps gris, avec une pluie fine, on est sûr que la neige est tombée sur les Alpes; toutes les fois que le ciel est pur la journée sera belle. Il se dirige vers l'ouest aussitôt que le soleil est au-dessus de l'horizon.

Le vent qui s'éloigne du nord n'est jamais froid, parce qu'il ne passe pas sur des montagnes élevées; cependant, l'air est plus agité quand on s'approche de la côte; en hiver, la moindre brise semble froide; or, les malades sortent par tous les temps, et vont jusqu'à la mer sans avoir les vêtements de la saison. Ceux qui se plaignent ne pensent pas qu'ils sont toujours à l'air, et que chez eux ils seraient dans leur chambre ou couchés. Ayant tout abandonné pour jouir du soleil, ils ne lui pardonnent point sa défaillance; en arrivant, ils apprécient la douceur du climat, mais bientôt, habitués à la chaleur, ils deviennent exigeants et sensibles au froid, quand les journaux accusent, de Paris à Hyères, une différence de 15 à 20 degrés, elle a été de 24 en 1861.

La chaleur serait intolérable sans la brise de mer qui, par les plus beaux temps, est régulière comme en été; elle tombe le soir et le thermomètre peut aller jusqu'à

20 degrés au milieu de la nuit. Nous l'avons vu plusieurs fois à 50 et 52 degrés vers une heure après midi. On comprend que peu de malades sont capables d'affronter ce soleil sans abri; c'est pourquoi ils ne peuvent pas sortir sans le parasol adopté par les habitants. Il en est qui s'enrhument, qui ont des coryzas ou des céphalalgies en passant du soleil à l'ombre ou de l'ombre au soleil ; ils auraient sans nul risque le bénéfice de la saison, en sortant dès que le sol est échauffé en rentrant vers quatre heures.

Quelle est ordinairement la plus douce, la plus calme des stations hivernales ? On discute vainement sur la température si l'on néglige le seul guide non sujet à l'erreur, je veux parler de l'aspect des campagnes. Eh bien ! le bassin d'Hyères appartient à un climat plus chaud que celui du littoral, la végétation s'arrête peu ou point durant l'hiver ; les arbres sont encore feuillés et les chemins bordés de rosiers fleuris, quand plus loin toute verdure a disparu ; la canne à sucre y vient très-succulente, sans abri, le palmier chétif et infécond sur le bord de la mer, prend à Hyères le plus beau développement et la plus haute taille (2 mètres de circonférence et 20 mètres de hauteur) ; il fournit en abondance une grosse datte qui mûrit et se reproduit. On sait que les orangers couvraient la plaine avant la maladie qui les a détruits à la Havane et dans toute l'île de Cuba, la même qui s'est déclarée sur les côtes de l'Italie.

L'argument de la végétation est sans réplique, cependant pour les voyageurs qui croient aller au sud en poursuivant la route d'Italie, ajoutons que Hyères, la plus méridionale des stations de France, est sur la même latitude que la pointe de la Corse, que Pérouse et l'île de Lissa; elle se trouve à la base d'un triangle dont Gênes, quarante lieues au nord, occupe le sommet. Dans ce triangle sont échelonnées Cannes et Nice à dix et quinze lieues plus haut, puis Menton, Monaco, Noli, Savone, et depuis Gênes, Chiavari, la Spezzia, Lucques, Livourne, Pise, Florence et Piombino, qui est sur la ligne des îles d'Hyères, Pise étant quinze lieues plus nord.

Le témoignage du thermomètre et des plantes ne pouvant être contesté, un écrivain a cru bien faire en parlant de la possibilité d'émanations palustres... Que de choses peuvent arriver qu'il n'est pas utile d'évoquer! Jadis il y avait des fièvres dans les environs, comme sur toutes les côtes inondées; celles d'Hyères étaient marécageuses quand saint Louis y débarquait, quand Charles IX y allait avec sa cour; c'était en 1250, en 1564; il est facile de voir que la mer est aujourd'hui loin du rivage qu'elle baignait; en coupant les bas-fonds par des canaux on a conquis d'excellents terrains, et depuis quarante ans, à la place des marais, il n'y a que des champs d'une extrême fertilité. Dans un foyer miasmatique les traces de la fièvre sont stéréotypées sur toutes les figures, et la vive physionomie, la vigueur de la population qui frappent les moins clairvoyants, devaient mettre en repos la conscience du médecin. Il y a des fièvres dans les grands centres, comme Londres, Paris, Lyon, dans les villes reconstruites, sur les lignes de chemin de fer où le terrain a été remué ; il y en a beaucoup en Corse, à Rome, à Venise, sur les côtes de la Manche ; il est étrange de craindre pour Hyères où la fièvre n'existe pas.

Le poëte jardinier compte à Nice quatre-vingt-treize beaux jours sur les cent cinquante-trois qu'il accorde à l'hiver ; nous trouvons que pour six ans la moyenne est au delà de 100. Nous avons indiqué les causes qui rendent moins fréquents à Hyères le vent, la neige et le froid ; il y pleut moins souvent qu'en Afrique et en Italie, cependant il tombe plus d'eau que sur les points où les jours de pluie sont beaucoup plus nombreux, comme dans le Finistère et les côtes du Calvados, et c'est sous l'équateur qu'on observe le maximum. Cayenne en reçoit 4 mètres, 8 fois plus environ que Brest. Les pluies de la Provence qui arrivent en octobre sont abondantes et durent peu ; elles empêchent rarement la promenade et jamais ne rendent l'air froid.

L'humidité ne pouvant se former sur un terrain déclive, il n'en existe pas même quand il pleut, et le sol est toujours sec ; les métaux s'oxydent peu ; on ne voit pas dans les maisons les traces de moisissure que l'on trouve sur le littoral, près des fleuves, dans les localités resserrées par les montagnes. Après une suite de beaux jours, on sent le besoin de la pluie, et quelquefois il est nécessaire de dégager un peu de vapeur aqueuse dans la chambre des malades. Cette absence d'humidité sert si bien à l'évaporation que nulle part le sel marin ne peut avoir la beauté des cristaux obtenus dans nos salines.

Donc ce qui appartient peut-être exclusivement à

Hyères, c'est que l'air y est à la fois pur, sec et chaud, *dry and bracing*, Clarck; il est aussi moins sujet au changement que dans les autres villes d'hiver, parce qu'il ne subit pas immédiatement l'influence maritime; à la même température, il est plus supportable et donne moins l'impression du froid. On ne peut pas se figurer, sans l'avoir éprouvée, la différence qui existe entre la ville et le littoral; souvent la brise est fraîche au large, quand les palmiers sont immobiles à l'abri des maisons; quelquefois les malades sont surpris par un air plus vif quand ils arrivent sur la grève, ils en rapportent de la toux; or, rien ne passionne plus que le prestige de la mer et les scènes maritimes, aussi les moyens de transport ne peuvent pas suffire quand nos vaisseaux manœuvrent sur la rade; il ne faut permettre ces excursions que par les plus beaux jours.

M. Juge, qui a fait une étude pratique des pays méridionaux, dit « qu'à Nice la mer entretient l'humidité de » la terre et de l'air; cette influence, plus marquée par » les vents d'est, surexcite et rend l'impression du froid » plus vive. L'abaissement de la température, qui a lieu » vers trois heures, force à quitter la promenade, sur» tout celle des Anglais; alors les habitants, même les » gens du peuple, se couvrent plus chaudement. A Hyères, » le passage de la chaleur au froid n'a lieu que vers » quatre heures, et n'est pas aussi brusque; l'air y est » moins excitant et le sol moins humide, aussi quelques » heures de soleil suffisent pour le sécher. »

Les voyageurs qui ont séjourné sur tous les points du

littoral constatent que le climat d'Hyères est le plus doux, le moins changeant, et par suite mieux fait pour le traitement des affections chroniques, *the most fitted to the invalids*, Clarck. C'est à Hyères qu'on envoie les malades qui veulent guérir, et nulle part il n'y a plus de résultats inespérés. La tuberculisation peut être prévenue chez les enfants condamnés par l'hérédité, ou portant les attributs d'une fatale diathèse, et des personnes qui s'enrhumaient partout en Italie et sur la côte, ont traversé les hivers sans rechute.

« L'air d'Hyères », suivant M. Carrière, « est le plus sec » de tous les points méditerranéens ; les vents y sont » moins excitants et moins âpres qu'à Nice ; la pluie » moins froide et moins fréquente, aussi les poitrines » délicates y sont moins impressionnées. »

S'il est vrai que l'humidité est une cause de phthisie, la sécheresse et la pureté de l'air sont, avec le maximum de la pression, les éléments nécessaires au malade ; à cet égard, la ville d'Hyères ne laisse rien à désirer ; son séjour ne convient pas seulement aux pulmonies, mais à toutes les affections qui réclament une atmosphère tempérée ; il aide au traitement des maladies chroniques de l'estomac, du lymphatisme, des névralgies, qui sont le lot des grandes villes, où règnent en hiver le froid humide et les brouillards. La plupart des arrivants disent que l'air pénètre mieux dans la poitrine et que la faim se fait sentir ; c'est le contraire à Pise, à Madère, en Égypte, et l'on sait que la médication reste nulle quand les organes digestifs ne sont pas en bon état.

Au milieu du climat sec et brûlant de la Provence, *dry and parching*, Clarck, la petite ville d'Hyères fait exception; elle offre des expositions où le malade peut chaque jour trouver un abri sûr (1).

On a bien la pensée d'un ciel doux, quand de la plage on embrasse la ligne des coteaux formant les reliefs du bassin d'Hyères, et ne laissant passage qu'aux vents tièdes, loin des hauteurs et des cours d'eau.

« Parmi les lieux », dit Bayle, « qui réunissent à la cha-
» leur sèche et douce l'inappréciable avantage d'échap-
» per aux vicissitudes brusques de l'atmosphère, il en
» est un qui égale tous les autres par ses effets bienfai-
» sants et que nous devons préférer, c'est la ville
» d'Hyères, heureuse cité à qui la Providence, alors
» qu'elle est si sévère pour d'autres, a voulu tout accor-
» der : température chaude, calme et douce, air pur,
» sec, embaumé par des orangers que la terre produit
» comme ailleurs les sapins et les chênes, végétation
» exubérante et verdure perpétuelle, tel est le paysage
» délicieux rappelant les plus belles descriptions que les
» poëtes nous ont laissées de la Grèce et de l'Italie. »

Le docteur Barth exprime ainsi son opinion : « Si l'on
» veut observer que la ville d'Hyères est assez éloignée
» des Alpes maritimes pour ne pas éprouver l'influence
» des neiges, si l'on considère son exposition au sud, et

(1) The little Town of Hyères agreably situated on the southern declivity of an hill, is the least exceptionnable residence in Provence. There are many spot sheltered from the mistral, where the invalids might enjoy several hours into open air almost every day.

» sa situation sur les flancs d'une colline dont les rochers
» réfléchissent les rayons du soleil, sa disposition en
» amphithéâtre qui facilite l'accès de la chaleur et em-
» pêche l'humidité, si l'on remarque enfin qu'indépen-
» damment de l'abri que lui fournit la montagne dont
» elle occupe la pente, elle est encore garantie des vents
» du Nord par une enceinte de collines qui l'entourent
» depuis l'est jusqu'à l'occident, on peut se figurer la
» beauté d'un pareil séjour. Ce climat peut avoir une
» heureuse influence sur un grand nombre de maladies,
» toutes celles que le froid contribue à faire naître ou
» entretient, et en particulier celles de l'appareil respi-
» ratoire, et je place en première ligne le catarrhe bron-
» chique et rebelle qui, dans les pays du Nord, s'accroît
» pendant l'hiver, et de recrudescence en recrudescence
» devient interminable. Un air doux et pur, une chaleur
» tempérée, sont les circonstances extérieures les plus
» capables de faciliter la guérison. Les mêmes conditions
» aidées par un exercice proportionné aux forces du
» sujet, ne seront pas moins efficaces dans la pleurésie
» chronique dont la résolution est difficile. J'ai vu des
» malades amenés à Hyères dans un état de souffrance
» et de faiblesse extrêmes, éprouver en peu de jours une
» amélioration notable et suivie d'un rétablissement plus
» ou moins complet. Hyères n'est pas une cité populeuse,
» bruyante et animée, mais une ville paisible dont le
» climat vaut mieux que celui de Nice. Laissons aller à
» Nice les malades qui s'ennuient, Hyères sera préférée
» par ceux qui savent mettre leur santé au-dessus des
» plaisirs. »

« Ce qui manque à la station du Var est compensé par » le charme de la campagne, le malade a plus besoin de » calme que d'agitation. » Dr Gigot-Suard.

Comme dans les villes anciennes, on trouve à Hyères une bonne société, des traditions de familles, des salons, enfin la vie commune y est plus en rapport avec les besoins du malade que celles des grands centres.

Toutes les conditions des climats tempérés n'existent plus dans le voisinage où l'oranger réussit moins, il faut en excepter Costebelle et Saint-Pierre des Horts qui sont préservés du vent froid; le soleil y reste moins longtemps sur l'horizon, mais la végétation y semble plus hâtée. Dans l'enceinte de la ville, on trouve d'excellents abris sur la ligne de maisons qui la borne au Midi. La partie occidentale, plus ouverte au nord-ouest, souffre moins du vent d'est, elle a de plus l'avantage du soleil couchant. Ce quartier si élégant et si bien disposé sourit particulièrement aux sujets lymphatiques, il est en général préféré par les gens du Nord, en sorte que chaque faubourg satisfait à des indications qu'il importe d'apprécier.

Le mouvement de la population se dirige vers l'est au-dessus de la ville où de belles constructions s'élèvent sur le coteau qui porte encore le nom de Paradis.

Les eaux d'Hyères sont chargées de bicarbonate de chaux : l'expérience a prouvé l'avantage des eaux calcaires pour les enfants rachitiques, tuberculeux ou lymphatiques, chez lesquels on constate l'insuffisance des sels de chaux. En Allemagne on les fait entrer dans la préparation des aliments, on en fait prendre pour hâter l'évolution dentaire, ils aident à la formation du phosphate des os qui est en faible quantité dans le lait comme dans l'alimentation des grandes villes. Ce sel, disait Bérard, est nécessaire au développement et à la vie de l'homme, et s'il manquait il faudrait l'ajouter. Je crois devoir un certain avantage au phosphate de chaux que j'associe volontiers au traitement de la phthisie.

Les médecins s'accordent sur ce point que l'influence maritime produit de funestes effets au troisième et au second degré de la phthisie; ils vont trop loin, car l'action du climat ne se rapporte pas uniquement aux phases de la maladie, elle dépend beaucoup de l'organisme qui est le théâtre de la lutte; le littoral est dangereux au moment d'une crise, d'une jetée tuberculeuse, aussi bien au début qu'à la dernière période; le malade souffrira si la phthisie galope, s'il y a de l'éréthisme, de la fièvre, et alors où ne souffre-t-il pas ? Mais il se peut qu'un phthisique à l'état de marasme se trouve bien de l'air salin que réclame sa constitution. Dans aucun cas l'exclusion ne saurait s'appliquer à Hyères qui reçoit des maladies fort avancées, souvent celles que la mer aggravait, et le contraire pourrait bien se rencontrer. La différence vient du climat qui est un peu plus chaud et plus égal, de l'absence d'humidité, de la situation plus éloignée de la mer, ou de toutes ces circonstances qu'on ne rencontre pas aisément rassemblées. Il est certain que des malades portant des excavations y trouvent du bien-être et guérissent quelquefois, s'ils sont encore susceptibles de réparation. Ce climat mixte n'ayant aucune cause d'excitation ni d'affaiblissement, ne peut donner que des chances favorables. Du fait allons à la conséquence : un milieu qui ne peut nuire au terme de la phthisie mérite plus de confiance quand le mal est au début, à l'état de prévention, et pour les maladies non encore tuberculeuses.

Avec un hiver doux, on croirait que la température est excessive au milieu de l'été, il n'en est rien ; la brise du large qui se lève tous les jours à la même heure, tempère la chaleur et la rend plus supportable que dans les terres. Nous avons constaté que pendant les journées chaudes, le thermomètre est à Lyon plus haut que sur le littoral. Il n'est pas rare que des convalescents habitent Hyères pendant l'été ; les bains de mer en attirent chaque année un plus grand nombre, et nous ne connaissons pas sur les côtes de France un site possédant au même degré les avantages du beau temps de la saison, de l'eau salée, du sable et de la plage, que l'on recherche pour cette sorte d'établissements. On s'y baigne régulièrement depuis la fin d'avril jusqu'en novembre avec beaucoup de chaleur, de soleil et de lumière, dans une mer étincelante, dont la saturation est plus riche que dans l'Océan. La côte est pleine d'accidents et de paysages chauds, sur les deux baies qui vont des salins vieux aux pêcheries, et depuis la presqu'île de Giens jusqu'au village de Carqueiranne, où M. Toche a établi ses premiers bains.

On a si bien vanté la clémence de notre ciel, que des malades arrivent en octobre, sans vêtements de laine, comme s'ils allaient sous les tropiques ; l'hiver de la

Provence a ses rigueurs, on s'y chauffe volontiers le soir et la vicissitude des saisons est nécessaire à l'homme aussi bien qu'aux fruits de la terre ; les malades ne voient point la glace qui se fond au soleil, mais il gèle à peu près tous les ans, et quelquefois, après des jours chauds, la brise paraît froide ; le printemps est plus doux qu'ailleurs, il n'est point sans caprice et son règne est une illusion. « C'est bien assez que Hyères soit plus » chaude que les autres stations deux fois sur trois. » Tandis qu'à Nice les vents d'hiver appartiennent à la » demi-rose nord et constituent des influences réfri- » gérantes pour une chaude ; à Hyères la prépondérance » est partagée, il en résulte deux influences méridionales » pour une froide. » Gigot-Suard.

Nous avons dit, que les personnes brunes se trouvaient bien à Pise, à Madère, en Égypte ; pour des motifs inverses, nous enverrons près de la mer les sujets blonds affectés de maladies propres au lymphatisme, il faut encore graduer avec soin cette médication ; il en est qui respirent avec profit l'air de mer et qui ne peuvent prendre un bain sans inconvénient.

Tout malade qui arrive dans le Midi, subit un acclimatement plus ou moins long, suviant le pays qu'il habite ; il trouve un air plus vif qui excite l'appétit, une chaleur qui précipite le mouvement du cœur, un soleil plus ardent qui peut réveiller les congestions, la douleur, la toux, et l'exercice amène avec la sueur une extrême lassitude. Les arrivants qui ont des névralgies s'en plaignent au début quand ils sont exposés aux rayons du soleil. Les fonctions mensuelles peuvent être suspendues, d'autres fois c'est le contraire qui se produit.

Les malades irritables, sanguins, ne s'accommodent pas toujours immédiatement d'un air plus chaud, ils seraient quelquefois plus à l'aise sous un ciel gris, mais ce ciel ne guérit pas, il débilite et ne possède aucun élément de curation, d'ailleurs la plupart des tuberculeux sont lymphatiques, pâles amaigris, c'est le plus petit nombre qui présente des congestions, et ceux-là guérissent aisément. Il convient d'annoncer aux arrivants l'effet probable des transitions, il coïncide avec l'augmentation des forces et n'a rien de fâcheux, l'excitation est un signe moins défavorable que l'affaissement.

25 mai 1868.

FIN.

TABLE DES MATIÈRES.

Paris. — Imprimeie de E. MARTINET, rue Mignon, 2.

www.ingramcontent.com/pod-product-compliance
Lightning Source LLC
LaVergne TN
LVHW020603230826
846091LV00002B/590

* 9 7 8 2 0 1 3 0 5 0 7 2 2 *